災害
健康管理マニュアル

●編集●

岩田健太郎
神戸大学大学院医学研究科微生物感染症学講座感染治療学分野教授

國島　広之
東北大学大学院医学系研究科感染症診療地域連携講座講師

具　芳明
東北大学大学院医学系研究科感染症診療地域連携講座

大路　剛
神戸大学大学院医学研究科微生物感染症学講座感染治療学分野

賀来　満夫
東北大学大学院医学系研究科感染症診療地域連携講座教授

中外医学社

執筆者一覧（執筆順）

具　　芳明　東北大学大学院医学系研究科
感染症診療地域連携講座

岩田健太郎　神戸大学大学院医学研究科
微生物感染症学講座感染治療学分野　教授

徳田浩一　東北大学大学院医学系研究科
感染制御・検査診断学分野

八田益充　東北大学大学院医学系研究科
感染制御・検査診断学分野

大路　　剛　神戸大学大学院医学研究科
微生物感染症学講座感染治療学分野

國島広之　東北大学大学院医学系研究科
感染症診療地域連携講座　講師

遠藤史郎　東北大学大学院医学系研究科
感染制御・検査診断学分野

中尾博之　神戸大学医学部附属病院　救急部特命准教授

藤井正彦　神戸大学大学院医学研究科
放射線医学分野　准教授

春日武彦　成仁病院顧問

はじめに

2011 年 3 月 11 日の東日本大震災から早くも 1 年が経とうとしています。あのときのことが昨日のことのように思われますし、同時に（奇妙なことですが）はるか昔の出来事のようにも感じられます。

さて、日本の、そして世界の多くの人たちがあの震災を受けて「何かできることはないか」と考えました。私たちも当然同じように考えました。本書の執筆者のほとんどは神戸大学か東北大学に所属しています。被災体験のある地域に住む医師として、「何かできることはないか」と気持ちが前のめりになることを抑えることはできませんでした。筆者の多くが医療支援などに従事し、なんらかのお手伝いをしてきました。

さて、現地ではたくさんの災害ボランティア、被災地支援を行う方たちの姿を見たのですが、意外にも自分たちの健康管理については無頓着なケースが多いことに気がつきました。必要な健康管理を怠っていたり、病気になっていても「被災者のために」と我慢してがんばっている人もいました。その精神は素晴らしいのですが、被災地で倒れてしまってはかえって被災者の皆さんにとってもありがた迷惑となりかねません。好意が仇になるようなことは、できれば避けたいところです。

さらに、「災害ボランティア」について書かれている本を集めて調べてみると、ボランティアの健康管理について詳しく書かれているものはほとんどないことがわかりました。

　そこで、私たちは「何かできることはないか」と考えている人たちのために「何かできることはないか」考えました。医師としてできることは、現場での診療だけではないはずです。「後衛の位置から」できること。その模索の結果がこのマニュアルです。

　被災地には、ふだん私たちが空気か水のように当たり前にあると信じている医療のサービスが少しも当たり前ではありません。通常の医療のスペックがない、という前提で医療のことを書くのは結構大変でした。そういうことはあまり教科書には書いていないからです（教科書には理想的なスペックが十全にあるという前提で診断はこうして、治療はこうと書いてあるものです）。ですから、私たちは自分たちの専門的知識に加え、想像力と工夫を駆使してできるだけ現場に寄り添った情報提供ができるよう務めました。クロード・レヴィ＝ストロース言うところの「ブリコラージュ」です。手持ちの有り合わせの材料で最良の結果を出す。災害ボランティアの健康管理を考えるとき、こういうものの考え方が大事だと思いました。

　災害ボランティアは完全にリスクフリーというわけにはいきません。リスクを完全にゼロにしたかったら、ボランティアに行かないというのが最良の選択肢です。でも、それでは意味がありません。

　私たちがここで提供する情報はしたがって、みなさんの健康リスクをゼロにはしてくれません。しかし、そのリスクを理に適った程度に（リーズナブルに）減らしてくれることを目指しています。どうか本書が災害ボランティアの皆さんにとってお役に立つものでありますように。そして、それがゆくゆくは被災地の皆さんにとっての利益となりますように。

2012年2月

監修者一同

目次

1 必要な健康チェック

Point

- 災害ボランティアに参加する際には精神的な高揚が無理につながらないよう意識して計画を立てる。
- 自分自身の健康状態を冷静に判断するよう心がける。
- 日頃から災害ボランティア健康に関する知識を得るとともに、健康を保つために必要な項目は出発前によく確認しておく。

災害ボランティアが一般的になるにつれて参加者や活動内容が多様化しています。災害ボランティアは活動時期や被災地の気候が多岐にわたっており、自然環境が厳しい現場での作業も少なくありません。そのためボランティア活動参加者の健康上の問題も多様化しています。遠隔地からのボランティア活動参加者は被災地の気候や風土に慣れておらず、土地勘もないため思わぬ緊急事態に巻き込まれることもありえます。健康上の緊急事態をできるだけ予防すること、またそれでも起こりうる緊急時の適切な対応について知っておくことが大切です。

災害ボランティアへの参加中はボランティア自身が

精神的に高揚していることが多く、体調に問題を感じていても「頑張れる」「被災者はもっと辛いから」という意識から無理をおして作業しがちです。また、とくにボランティアの数が多い場合、危険な作業でもいいからやりたいという要望が出やすくなります。さらに、休まずに頑張り続けるボランティアがいると、他のボランティアや被災者に休むのは申し訳ないと感じさせてしまうこともあります。そのような背景もあって、とくに1週間を超えると疲弊《ひへい》に伴う外傷や病気が多くなってきます。持病の悪化も無視できません。

ボランティア活動は日頃慣れていない作業に取り組むことも多いため、職場以上に安全衛生に気を配る必要があります。しかし、ボランティアグループ内に労働安全衛生の知識を持つ人材がいないことが多く、作業に伴う危険の予測や予防が不十分になりがちです。ボランティア活動参加者自身も自分自身の健康問題に意識して目を向けるようにしましょう。とくに疲労と精神面のストレスが健康上のトラブルの原因になりやすいので注意が必要です。**ボランティア活動は自主的なものであるため、公務災害や労働災害が適用されません。必要に応じてボランティア活動保険の活用を考えてもよいでしょう。**

ボランティア活動は自己責任という前提があるため、ボランティア自身の健康問題について行政・医療関係者の対応が遅れがちでした。最近は拠点となる災害ボランティアセンターにボランティア向けの健康管理班が配置されることが増えていますが、ボランティア自身が自らの健康管理を考えることの大切さは変わりありません。

以上に述べたことも含め、現地に行く前に行っておくべき健康面のチェック項目を示します。日頃から意識して行っておくとよいことと、直前に確認する必要があることを分けて記載します。

日頃から意識すべきこと

- 心肺蘇生の講習会に参加しておく。
- 外傷時の応急手当について学んでおく（72 頁参照）。
- 必要な予防接種を受ける（16 頁参照）。
- 熱中症や低温障害について、その予防法や症状について学ぶ（68 頁参照）。
- 心理的なストレスが及ぼす影響について知識を持つ（96 頁参照）。

現地に行く直前に確認すべきこと

- 自分自身の体調を見極める。無理だと思ったら勇気をもって見送ろう。体力と体調の自己過信は禁物！熱い気持ちは大事だが、冷静に判断することはもっと大切。
- 持病がある場合はあらかじめ主治医と相談し、ボランティア活動が可能かどうか確認する（「10、20 頁参照）。

JCOPY 498-07114

- 過労や睡眠不足を避けるようなスケジュールを組む。
- 宿泊場所を確認する。質の高い睡眠をとるために必要な準備をする。
- 気候や作業環境をよく確認し、作業にふさわしい服装や装備を用意する。天候が急に変わったときの対応も考えておく。
- 常備薬や応急処置のために必要なものを準備する(6頁参照)。
- 食料や水分はどこでどのように調達できる見込みか確認し、あらかじめ必要な量を用意しておく。
- 参加するボランティアグループあるいは活動する場所に安全衛生の管理者がいるかどうか確認しておく。
- 健康保険証を持参する。
- ボランティア活動保険の有無について確認し、必要なら加入しておく。
- ケガをしたり病気になった時の現地連絡先を確認する。

災害ボランティア活動は被災者にとってもボランティア参加者自身にとっても意義深いものですし、その活躍は目覚しいものがあります。だからこそ健康に気を配ることは大切です。ボランティア活動の参加者が傷ついたり死亡したりする事態があってはならないのです。

2 携行すべき医薬品など

Point

- ボランティア活動に伴う諸症状に備えて医薬品をそろえておくとよい。
- 作業内容や気候に合わせて用意する必要がある。
- 症状が強い場合や長く続く場合は医療機関への受診を検討する。
- 慢性疾患がある場合はその薬を持参し、他の薬を不用意に使用しないようにする。

災害ボランティアに参加する際には、現地でおこった症状にとりあえずの対応を行えるよう可能な範囲で医薬品をそろえておきたいものです。もともと慢性疾患がある場合はその薬を持って行く必要があります（10 頁参照）が、ここでは一般的に必要な医薬品などについて表にまとめました。作業内容や被災地域の気候などでこの表にない医薬品が必要な場合があるでしょうし、逆に不要なものもあるかと思いますので現地の状況や作業内容に合わせて判断してください。状況によって個人で用意した方がよいもの、グループでまとめて用意すれば十分なものがありますので、出発前に調整しておくとよいでしょう。

これらはいずれもとりあえずの症状をおさえるもの

で、原因そのものを治療できることは少ないです。したがって、症状が強かったり長く続いたりする場合には医療機関の受診を考えてください。また、もともと慢性疾患がある方は内服してはならない薬がある場合がありますので、あらかじめ主治医に確認しておくことをお勧めします。

表1 ● 薬の種類と必要性

薬の種類	必要性	コメント
内服薬		
痛み止め（鎮痛剤）	◎	頭痛、歯痛、生理痛などに使用できる。解熱剤としても使用可能。連用が必要なら受診した方がよい。
総合感冒薬	○	複数の成分が含まれている。風邪の対症療法として用いるが、これに頼らず十分に休息をとる方が大切。
せき止め	○	せきが強かったり長く続くようであれば受診した方がよい。
抗ヒスタミン薬	△	アレルギー性鼻炎、花粉症があれば用意するとよいかも。総合感冒薬にも抗ヒスタミン薬が含まれていることが多いので短期間の代用は可能。
胃薬	○	軽い胃腸症状に。胃痛が続くようであれば受診が望ましい。
整腸剤	○	軽い胃腸症状に。
下痢止め	○	下痢が続くときや血便の場合は受診した方がよい。
酔い止め	△	乗り物酔いが強い人に。

薬の種類	必要性	コメント
外用薬		
トローチ	△	のどの違和感や痛みに対して。
うがい薬	△	風邪の予防目的では水うがいと差がない。清涼感は得られるが使いすぎると口の中が荒れるので注意。
点眼薬	○	アレルギー性結膜炎やドライアイがあれば用意するとよい。
痒《かゆ》み止め(塗り薬)	◎	皮膚のかゆみや赤みに対して。長期連用は避ける。
日焼け止め	○	屋外の作業では皮膚を守るためにあるとよい。
虫よけ	○	屋外の作業では必要なことも。さまざまなタイプがあるので使いやすいものを。
消毒薬	△	外傷時は水で十分に洗浄するのが原則。消毒薬に頼らない方がよい。
シップ	△	筋肉痛や腰痛症に対して。

薬の種類	必要性	コメント
その他		
包帯、絆創膏	○	ケガの対応に。
創傷被覆材	○	ケガの対応に。
体温計	○	グループに 1 組あるとよい。
ピンセット、とげ抜き、ハサミ	○	グループに 1 組あるとよい。
ウェットティッシュ	○	手を拭いたり、汚れた傷の周囲をきれいにするのに役立つ。
消毒用アルコール	◎	手を清潔に保つのに大切（「手の洗い方」参照）
マスク	◎	活動場所や内容に応じて使用する（「マスクの着け方」参照）
サングラス	○	屋外での作業時には紫外線から目を守るためにあるとよい。

3 もともと病気のある人のために

Point

- 事前にかかりつけ医に相談し、ボランティア活動が可能かどうか確認する。
- 持参薬は多めにし、不測の事態に備える。
- 主治医の連絡先は携行する。できればチームメンバーにも渡しておく。
- 活動が自分の病気の状態とそぐわないときは、勇気を持って参加しないことも大事。

慢性疾患のある方

高血圧、糖尿病など慢性疾患のある方がボランティア活動に赴《おもむ》くときは、必ず十分な医薬品を携行していくことが重要です。地震や津波など、災害が再び起こることもあるでしょうし、交通・移動思わぬ障害が生じる可能性もありますから、予定されている旅程よりも多めの医薬品を準備しておいたほうがよいでしょう。

また、ボランティアに赴いてよいかどうかはあらかじめかかりつけ医に相談し、ボランティア活動が可能かどうか医師の判断を仰いでおくべきだと思います。

糖尿病のある方

インスリンを含め、薬は多めに用意しておいたほうがよいでしょう。血糖測定器を使っている人は、理想的には予備をもう一つ用意し、電池の予備も用意しておいたほうがよいでしょう。低血糖時のアメやスナック菓子も必要です。自身が糖尿病であることを示すブレスレットやペンダントも用意しておき、これも可能なら同行するメンバーにも自分の病気について知らせておいたほうが望ましいです。また、主治医の名前や連絡先を携行し、できれば同行するメンバーにもコピーを渡しておいたほうがより好ましいでしょう。

飛行機に乗るとき、インスリンは手荷物に入れておきましょう。他の荷物といっしょに預けてしまうと破損、紛失のリスクがあります。シリンジと針は医師の証明書をもらえば持参できることが多いですが、念のため航空会社に確認しておくと安心です。

ボランティア活動により活動性が高まり、普段とはインスリンや糖尿病の内服薬の必要量が変わる可能性があります。このことについても事前にかかりつけ医に相談し、薬の調整方法や低血糖時の対応法を学んでおいたほうがよいでしょう。最近では低血糖を起こしにくい薬（メトグルコ、ジャヌビアなど）も出てきていますので、そういう薬を活用するのも一法です。

ボランティア活動は集団生活を伴う場合があります。食事も糖尿病患者に特化した食事を入手しづらい可能性があります。これもチームにあらかじめ告知し、病気について理解を得ておきましょう。どうしても集団生活をしていると周囲に合わせなければと思ってしまい、カロリー過多と知りながらも周りと同じ食事を食べてしまうことがあります。災害の時に食事を残すなんて……と自責の念に駆《か》られる人もいるようです。しかし、無理をしていやいや食べる食事も、考え方によっては食べ物の無駄遣いです。自分の健康管理ができて周囲への気遣いも可能になります。勇気を持って自分の体に合った食事を摂ってください。

感覚神経が低下している方でしたら、毎日足のチェックをしましょう。糖尿病の患者さんは足の感覚が鈍っていて、傷がついていても気がつかないことがあります。重要な感染症の原因になることもありますから、毎日時間を決めて足の裏までしっかり目で見て確認しておくとよいでしょう。

糖尿病の方が持参しておきたいものリスト

- 予定より多めのインスリン、シリンジ、針、糖尿病薬
- アメ、スナックなど
- 主治医の連絡先
- 自分が糖尿病であることを知らせるブレスレット、ペンダントなど
- 血糖測定器（できれば２つ）と予備の電池、針、テスト用のテープ、脱脂綿

喘息、慢性気管支炎など肺に病気がある方

普段使っている薬よりも多めに用意しておくのは他の病気と同じです。飛行機に乗ったときの高度や気圧の変化、現地での温度や湿度の変化、粉塵《ふんじん》などの刺激

物質など、災害ボランティアの作業が病気を悪化させる可能性があります。必ずかかりつけ医に相談して、災害ボランティアに参加できるか確認しておきましょう。発作が起きたときのための吸入気管支拡張薬や錠剤（メジコンなど）も多めに持参しましょう。

野外での活動においては粉塵を適度に防ぎ、活動性も落ちにくいサージカル･マスクの着用が便利です(28頁のせきの項も参照してください)。

普段からステロイドの錠剤を必要とする患者さん、HOT と呼ばれる酸素を使わないといけない患者さんなどは原則として災害ボランティアには参加されないのが無難だと思います。どうしてもという場合も必ずかかりつけ医に相談して安全に参加できるか確認しましょう。

一緒にボランティア活動を行っている仲間に病気のことは伝えておくのが望ましいです。かかりつけ医の連絡先もわたしておくほうがよいでしょう。

喘息、気管支炎などのある方が持参しておきたいものリスト

- 十分な量の薬、とくに発作時の気管支拡張剤
- 主治医の連絡先
- サージカルマスクなど

心臓などに病気がある方

心臓の病気といってもとても軽い病気の方から重い

方まで様々です。まずはかかりつけ医に相談し、どのようなボランティア活動を行いたいのか、活動の程度を丁寧に説明して参加が可能かどうか相談しましょう。薬は多めに用意しておいたほうがよいのは他の病気と同じです。狭心症のある方は胸が痛くなったときのニトログリセリンを十分に持参すべきですが、胸の痛みが繰り返し起きたり、痛みが止まらないときはすぐに医療機関の受診が必要です。決して無理をしないでください。

糖尿病患者さん同様、食事には気をつけましょう。被災地やボランティアチームによってはずいぶん塩分の多い食事を普段から摂っている場合もあります。自分の病気のことを説明し、塩分を少なめにしてもらうよう配慮してもらいましょう。

ペースメーカーや徐細動器を着けている方は、かかりつけ医に相談して活動に参加できるか確認してもらいましょう。飛行機に乗るときは空港でその旨を伝えて適切に対応してもらいましょう。被災地では予備のバッテリーや適切な医療機関へのアクセスがない可能性が高いため、心配な方はボランティア活動に参加しないほうが無難かもしれません。

心臓などに病気がある場合の持参物リスト

十分な量の薬。必要に応じてニトログリセリン

主治医の連絡先

その他の病気を持っている人

かかりつけ医に相談し、ボランティア活動への参加が可能か確認するのは他の病気と同じです。多めの薬、主治医への連絡先も用意しましょう。仲間に病気のことを相談しておくのが望ましいですが、病気のことを知られたくないこともあるかもしれません。その場合でも、できればチームリーダーには病気のことを告げておくほうがよいです。何かの時に誰も対応できないというのでは困りますから。

血液の病気で出血しやすい人、肝炎ウイルスなど血液に感染症のある人は出血のリスクが高いがれきの撤去などは避けたほうがよいかもしれません。これもかかりつけ医との相談が必要です。

アレルギー、とくにアナフィラキシーと呼ばれる強いアレルギーを持っている人はエピペンという自分で注射するエピネフリンをかかりつけ医から処方してもらい、使い方を教えてもらうのもよいでしょう。

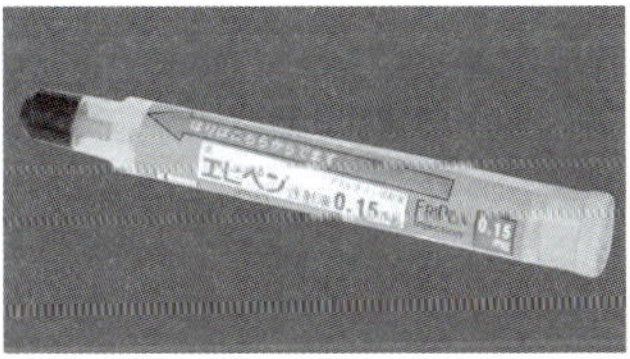

エピペンの写真

精神科の病気にかかっている方

104 頁をご参照ください。

4 必要な予防接種

Point

- 出発前に、インフルエンザ、破傷風《はしょうふう》、麻疹《ましん》などの予防接種を済ませておく。
- 屋外での活動がある場合の破傷風予防は特に重要
- 子供の頃に受けた予防接種は、効果が薄くなっている可能性がある。
- 抵抗力（抗体）があれば予防接種が不要の感染症もある。医療機関で検査が可能

現場の環境はさまざまであり、屋外での作業や毎日いろんな人と一緒になって活動する機会が多くなると考えられます。ボランティアに行ったものの、現地で流行している感染症にかかって十分な活動ができなかったり、あるいは看病や治療のために現地の人々や医療スタッフに世話をかけてしまった、本来は現地の人達のためのはずの薬品を使うことになってしまった、などのケースも発生することがあります。出発前に予防接種で防げる感染症への準備が必要となります。

予防接種で防げる感染症のうち、災害時に対策が必要なものには、表1のような感染症があります。子供

の頃に予防接種を受けている人も多いため、人によってそれぞれの感染症への抵抗力は違いますが、予防接種を毎年受けていなければ効果が期待できない感染症や、接種してから年数がたつと少しずつ予防効果が薄れてくるものも多いため、自分の予防接種の記録（母子手帳などに記載されています）を確認して、必要な予防接種を受けてから、ボランティアに出発することが必要です。

表1では、予防接種の必要性を低〜高で区別していますが、いずれの感染症も現地で感染あるいは発病す

表1 ● 予防接種の必要性

感染症	必要性	予防接種が望ましい人
インフルエンザ	高	最後の接種から6か月以上がたっている場合。特に流行シーズン(11月〜翌3月）や流行している場所で活動する人。
破傷風	高	屋外で作業する人。特にがれきや土などで傷のできるような作業をする人で、最後の接種から10年以上がたっている場合。
麻疹	高	接種を受けたことがなく（接種を2回済ませていることが理想的)、かかったこともない人。医療機関で抵抗力の検査ができます。
A型肝炎	中	特に60歳未満の人は、可能な限り接種をお勧めします。
風疹《ふうしん》、水痘《すいとう》（みずぼうそう)、流行性耳下腺炎(おたふくかぜ)	低	接種を受けたことがなく、かかったこともない人。医療機関で抵抗力の検査ができます。

れば大きな問題となります。現地での流行状況を調べたり、自分自身がこれまで受けた予防接種について確認して、受けていない、あるいは接種を受けてから年数がたっている場合には、抵抗力の検査（抗体価検査）をして、予防接種の必要性を判断することをお勧めします。迷った場合は、多くの医療機関で相談にのってもらえると思います。また出発前に、自分が住んでいる地域の流行状況にも注意して下さい。自分自身が感染症を現地へ持ち込んでしまうことも避けなければなりません。ボランティアとしての活動期間が長くなることが予想される場合ほど、どの予防接種の必要性もより高くなります。

喘息や糖尿病など、もともと何か病気を持っている人ほど予防接種で感染症を防いだほうが安心ですが、病気によっては予防接種を控えなければならない場合もあります。また、予防接種を受ける前に抵抗力の検査（抗体価測定）を行って、自分の病気へのかかりにくさを確認すれば予防接種をせずに済む場合もありますので、かかり付けの医療機関でご相談ください。

予防接種は、自分自身を守るためだけでなく、現地の人々や他のボランティアスタッフを守るためにも大切です。しかし予防接種をしたとしても、感染症の発症をすべて防げるわけではないことにも注意が必要です。例えば、破傷風ワクチンを受けていても、土汚れのある材木などで傷ができた場合や、さびた釘などでケガをした場合には、きれいな水で傷を洗って、できるだけ早めに医療班や医療機関でみてもらうことが必要です。またインフルエンザなども、はじめは体のだるさや軽いせきなどで始まることも多いですので、特にほこりっぽい作業現場などでは、感染症の始まりなのか、ほこりの刺激でせきがでているのか、わかりづらいことも多いです。予防接種を済ませているからといって安心しすぎることのないよう、自分の体調に毎日気を付けていてください。

もっとも大切なことは、体調不良がある場合には活動に参加しないことといえます。現地に入って、すでにボランティアとして活動中はもちろん、出発前に体調不良となった場合には、自分とまわりの人達の両方を守るために、治るまで参加しないという勇気と決断が必要です。感染症は人から人へうつって拡がってゆく病気であり、感染症にかかっている人が無理をして活動を続けることで、現地の人達や他のボランティアスタッフに感染が拡がり、大きな流行になってしまう可能性があります。体力の落ちている人に感染した場合には、生命の危険につながることもあります。

ボランティア活動に参加する際は、必要な予防接種をして行くことで自分自身と現地の人々が守られるということ、また、体調が悪くなったときには治るまで活動に参加しないことも被災地支援のひとつであるということをご理解いただきたいと思います。

5 こういうときは現地に行ってはならない

もともと病気を持っている場合

心臓、肝臓、腎臓などに病気がある。持病を抱えている人がボランティア活動に参加するときは、必ずかかりつけ医に相談し、活動参加が可能かどうか確認しましょう。かかりつけ医の判断でボランティア活動が無理そうなときは、勇気をもってあきらめるか、他の可能な活動に予定を変更しましょう。現地で病気が悪化したとき、すでに疲労している被災地の医療者をさらに苦しめてしまっては本末転倒です。

精神科にかかっている、うつ病などの薬を飲んでいるときもかかりつけ医に相談しましょう。被災地の惨状を見たり、環境の変化に病気が悪くなってしまうことがあります。もし、現地の環境に堪えられないとかかりつけ医が判断した場合は、参加しないほうがよいです。

感染症のリスクがあるとき

熱がでている、せきをしている、下痢をしている…こういうときは感染症にかかっている可能性があります。被災地で周りに病気をうつしてしまったら、なんのためにボランティアに参加したのかわかりません。ときどき、せきをマスクでごまかして、熱を解熱薬で無理やり下げながらがんばってボランティア活動に参加している人を見ます。その献身ぶりは素晴らしいですが、被災者の人たちがそのために苦しむのであれば、独りよがり以外の何者でもありません。ボランティア活動は自己満足のためだけに行ってはなりません。被災者の人たちに迷惑をかけないのは最低限のマナーです。しっかり病気を治して、それから参加しましょう。

1 発熱

Point

- **自分が発熱しているかを判断するためには、普段の自分の平熱を知っておく必要がある。**
- **もし発熱していたら、感染症など体調をくずしているサインかもしれないので、勇気をもってボランティア活動を中止して休むべきである。**

朝、体温を測ってみたら37℃ちょっと。「どうしよう、今日プールに入れない…」みなさんが小学生の時、そんな経験はなかったでしょうか。私はそういうがっかりした経験が何度かあります。もしくは、今日は予防接種の注射を受けなくて済むとか…。もしボランティアにおもむいた見知らぬ土地で発熱してしまったら…まず心理的に不安になるでしょうし、周囲の人たちに迷惑をかけてしまう可能性もあり、とても大変です。

みなさんもこれまでいろんな機会で、体調のバロメータとして体温を測った経験があると思います。体温計で手軽に測れて数字で結果がでますので、被災地でボランティアする場合にも体温は体調の有用なバロメータとなります。例えば、何らかの病気が原因で体調が悪い場合、体温を測ることで早めに発見できることがあります。でも、体温を測る際にはぜひ知っておきたい注意点がいくつかあります。

■ 体温の個人差と変動

みなさんは自分の平熱を知っているでしょうか？体温は脳の中にある体温調節中枢というところで一定の範囲内の体温(いわゆる平熱)になるようコントロールされています。でも、実は平熱には個人差があり、さらに同じ人でも1日のうちで体温は変動しています。たとえば、日本人（10～50歳代）の健康な時の平均体温を実際に測定したところ、36.9℃ ± 0.3℃くらいの幅があったという報告があります。また、1日の中でも朝は低く夕方は高くなる傾向があり、約1℃以内の範囲で変動があるといわれています。このように平熱の範囲は個人によって、そして時間帯によって異なりますから、体調を崩して熱があるかどうかを判断するためには、自分の平熱がどれくらいなのかあらかじめ知っておくことが大切です。

■ 体温計の使い方

最近よく使われているデジタル式電子体温計は体温を短時間で測定できて便利ですが、本当は水銀体温計で5～10分かけて測定するのが最も正確です。特に短い時間で結果が出る予測式の電子体温計では、実際の体温と比べて0.2℃くらいの誤差が生じることがあります。体温計は、ワキの下にはさんで使用することが多いと思いますが[※1]、正確に測るためには、ワキの下の中心に体温計の先をあてて腕をしっかり閉じ、検温中は動かずじっとしていること、汗をかいている場合にはワキの汗はふき取ってから測定することが大切です。

では、実際には何℃あれば熱があると考えたらよいのでしょうか？　一般的には、次のように分けることが多いようです。

微熱…………………**37℃台（個人差あり）**
中等度の発熱……**38℃台**
高熱…………………**39℃以上**

ただし、平熱には個人差がありますので、いちがいに発熱は何℃からと決めることはできません。繰り返し測ってみて、それぞれの平熱の範囲を超えて体温が上がっている状態であれば発熱していると考えます。例えば、体温を測ってみて37.3℃だったとしても、その人にとって平熱の範囲内であることがあります。実際には「何℃あるのか」よりも、「普段の平熱とくらべて何℃くらい高くなっているのか」の方が大事です。また、ひどい震えを伴う発熱や、逆に（体調が悪すぎて）いつもより体温が低い場合には、早めの治療が必要になることがありますので注意が必要です。

ボランティアに出かけて熱を出すとしたら、原因はやはり何らかの感染症が原因のことが多いと思います。感染症の原因微生物は多岐にわたりますが、まずは上気道炎（いわゆるかぜ）、そして流行状況によっては、インフルエンザや肺炎(マイコプラズマを含む)、感染性胃腸炎もありえます。また特に女性の場合には、水分摂取が不十分だったり、トイレに行くのをあまり我慢していると尿路感染症になりやすいですので注意が必要です。それから、例えば土砂や被災財※2を取り扱うボランティア作業中にけがをするなどして、その傷が化膿して発熱する場合もあります（創感染症)。このように、発熱はいろんな感染症に共通してみられますが、発熱以外の症状も重要です。これらは感染症の原因を推定する大切なてがかりにもなりますので、主な感染症について発熱以外の症状を中心に特徴をまとめてみました。

感染症	特徴
上気道炎（かぜ）	くしゃみ、鼻水、鼻づまり、のどの痛み、せき
インフルエンザ	急な高熱、のどや関節の痛み、せき
肺炎	せき、たん※3、息苦しさ
感染性胃腸炎	はき気、おう吐、下痢《げり》、腹痛
尿路感染症	おしっこの回数が多い、おしっこ時に痛む、おしっこをしてもまだ残っている感じがする
創感染症	傷口の腫れや赤み、傷口が熱をもつ、ひどく痛む、傷口から膿が出る

ボランティアに出かけた現地で体調が悪くなった場合には、無理をしてボランティア活動を続けてはいけません。せっかくボランティアに来たのに…という想

いもあると思いますが、避難所の人々やほかのボランティアに感染症をうつしてしまう可能性があります。ボランティアのリーダーまたは係りの人に申し出て、ボランティア活動を中止する勇気が必要です。その上で体温をチェックして熱が出ていないかどうか、ほかに症状がないかチェックしましょう。診察してみなければわからないこともありますし、被災状況によってはすぐに病院へたどり着けないこともありますので、場合によっては現地の病院を早めに受診して医師の診察を受けることも必要です。熱がでると体の水分も不足しがちですので、水分を普段より多めにとって体を休ませましょう。下痢《げり》などおなかの調子が悪ければ手洗いを、せきやくしゃみがあればさらにマスクを着用することも忘れずに。

ボランティアに出発する前に熱が出ていたら、何らかの感染症を被災地に持ち込むことを避けるために、体調が完全に回復するまでボランティアに行くのを延期しましょう。

その他、感染症以外の発熱の原因として熱中症も忘れてはいけません。特に夏場に多いですが、水分補給が不十分なまま汗がたくさん出る状況で長時間作業すると起きやすいといわれています。ひどい場合には死亡することもありますので注意が必要です（詳しくは68頁参照）。

※1　わきの下で測る方法以外に、口の中や耳（こまく）で測定することもありますが、その場合には少し高めの値になります。耳には耳の、ワキにはワキの“平熱”があるということですね。

※2　いわゆる“がれき”のことですが、単なる“がれき”ではなく、被災地における“がれき”には被災する以前は被災者が大切に使っていたものがたくさん含まれています。その意味で被災地では“がれき”ではなく、“被災財（ひさいざい）”と呼ぶことがあります。ボランティア活動に参加する場合も、ひとつの言葉から優しさが伝わることがあります。この本でも“がれき”ではなく、“被災財”と呼んでいます。

※3　マイコプラズマ肺炎など一部の肺炎では、せきがひどい割にたんがでないことがあります。

2 せき

Point

- **せきは感染症が原因のこととそうでないことがある。**
- **感染症でないせきには、マスク、せき止め、うがいが基本。**
- **感染症が原因のせきには、かぜ、インフルエンザ、肺炎、百日咳《ひゃくにちぜき》、結核などがある。**
- **感染症でせきをしている場合は、周囲への感染リスクがあるため、ボランティア活動は休止すべき。**
- **インフルエンザは予防接種が有効。**

せきの原因は大きく分けると、

①感染症によるせき
②感染症以外のせき

に分けられます。②については、とくに災害時に問題になるのは粉塵《ふんじん》や化学物質の刺激によるせきです。被災地では粉塵が多く、これがのどなどを刺激してせきを起こすことがあります。とくにぜんそくや慢性気管支炎など、もともとせきをしやすい病気を持っている人は粉塵のせいでせきがひどくなることがあります。普段使用している治療薬を余裕を持って持参しておきましょう。ボランティアに出発する前に主治医に相談しておくのがより確実だと思います。

粉塵などの刺激によるせきには、抗生物質は効果がありません。みだりに抗生物質を使うと下痢や発疹などの副作用の原因になることもありますし、地域のばい菌が薬剤耐性菌になってしまうリスクもあります。注意しましょう。このような場合、うがいやせき止め、マスクで対応するのがよいでしょう。

うがい薬はよく用いられてきましたが、イソジンなどの消毒薬はむしろのどの粘膜を傷めることがあり、むしろ水道水だけでうがいをしたほうがより効果が高いようです。清潔でない水（山水やわき水など）は微生物や重金属などが混入している可能性があるため、うがいには用いない方がよいでしょう。うがいの効果は医学的には（あったとしても）そんなに大きくないので、もし飲料水以上に水が入手できなかったら、うがいをしなくてもかまいません。

粉塵を防ぐようなフィルターのついた特殊なマスクもインターネットなどで売っています。N99 とか N95 とか呼ばれているマスクです。でも、これらのマスクは高価ですし、きちんと肌に密着させると息苦しくて長時間の作業は不可能です。かといって肌に密着させないと粉塵はすき間から入ってくるので意味がなくなってしまいます。不織布（ふしょくふと読みます）マスク、サージカル・マスクと呼ばれているマスクは薬局で比較的安価で購入できます。特殊な作業をするとき以外ならこのようなマスクで十分でしょう。できれば1日1回で使い捨てしたほうがよいと思いますが、どうしてもマスクが入手できない時は数日使い回すのもやむを得ないかもしれません。

感染症によるせきでは、粉塵によるせきと異なり、せき以外の症状が出てくることが多いです。たとえば、熱などです。特に被災地で問題になりやすい感染性のせきには、

- **上気道炎（いわゆるかぜ）**
- **インフルエンザ**
- **肺炎**
- **百日咳**
- **結核**

があります。上気道炎はくしゃみ、鼻水、鼻づまり（テレビのCMと同じですね）や微熱なんかを伴うことが多いです。インフルエンザはかぜよりも高熱が出ることが多く、のどや身体の節々が痛くなります。冬に多い病気ですが、最近は夏場でも起きることがわかってきました。かぜやインフルエンザをこじらせると肺炎になることがあります。せきがひどく、時に息が苦しくなることもあります。

百日咳は、昔は主に子供の病気だったのですが、予防接種（3種混合ワクチン）の普及で子供に発症することは以前よりもずっと少なくなりました。ところが、この予防接種の効果が落ちてくる青少年の時期に軽め

の百日咳が流行することがあります。コンコンコンコン、しつこいせきが朝も夜もずっと続くのが特徴です(だから、百日咳というんですね)。感染症の中では珍しく、熱は出ないことが多いです。周りにうつることも多く、大学など若い人が集まる場所で集団発生することがときどきあります。

結核は結核菌という菌が起こす病気で、やはり百日咳のように長いせきが出るのが特徴です。百日咳と違い、疲労感や発熱、体重減少を伴うことが多いです。日本は先進国の中ではまだまだ結核の多い国で、特に高齢者に多いのが特徴です。被災者から感染を受けてしまう可能性もあります。

かぜに対する特効薬は未だに存在しません。薬局や病院でもらう「かぜぐすり」は症状を軽くする対症療法薬です。インフルエンザには抗インフルエンザ薬という薬が何種類か出ています。最近では漢方薬も効果があることがわかってきました。かぜにもインフルエンザにも基本的には抗生物質は効果がありません。逆に、肺炎や百日咳には抗生物質を用います。結核の場合、半年くらい複数の抗結核薬を飲まねばなりません。結核は感染症法という法律で規定されており、時に専門病院での隔離が必要になることがあります。

上記の感染症はすべてせきやくしゃみを通じて他人に感染します。特に避難所のような狭いところにたくさんの人が集合している場所では流行しやすいです。被災地で被災者や他のボランティアに病気をうつしては本末転倒です。必ずボランティア活動を中止し、医師の診察を受けましょう。また、出発前に感染症を発症したら、ちゃんと治《ち》癒《ゆ》するまでボランティアに赴いてはなりません。

インフルエンザはある程度予防接種で予防することが可能です。秋から冬にかけてボランティア活動を行う場合は、必ず事前にインフルエンザワクチンを注射してもらいましょう。インフルエンザワクチンはかなり安全で、接種ができない人はほとんどいません。詳しくはもよりのかかりつけ医に相談してください。一方、結核に対するワクチン（BCG）は大人の結核を予防する効果は小さいので、特にボランティアが接種する必要はないでしょう。海外では青少年・成人用の百日咳のワクチンが用いられていますが、残念ながら日本では用いられていません。ただ、外国製のワクチンを提供している医療機関もあるので、感染症科や旅行外来、予防接種外来を持っている医療機関があれば、そこに相談してみてください。

避難所で複数の人が咳をしている場合、感染症が流行している可能性があります。このような事態を見つけたら、必ず医療班に相談しましょう。

呼吸器感染する病気

鼻、口から病原体を吸い込むことで感染する	
飛《ひ》沫《まつ》感《かん》染《せん》	空気感染（伝染力強い）
かぜ 百日ぜき インフルエンザ 風しん おたふくかぜ マイコプラズマ肺炎 溶連菌感染	麻しん（はしか） 水痘 結核

- いずれも保菌者が触れたものを触れ、その手で自分の鼻や口にさわることでも感染するので **「手洗いが大事!!」**
- 保菌者のせきやくしゃみ、会話時の飛沫を吸い込むのを防ぐために **「マスク着用が有効!!」**

3 下痢

Point

- 下痢《げり》は感染症だけでなく、食事や抗生物質が原因となることもある。
- 下痢は人にうつさないことが肝心。トイレの後はよく手を洗いましょう。また食べる前にも手を洗いましょう。水が無い場合は汚れをふき取ってから消毒用アルコールなどでできる限り消毒しましょう。
- 感染症による下痢では、食中毒によるものもありますが、ノロウイルスなどのように生活をともにするだけで広がる場合もあります。
- ノロウイルスは消毒用アルコールでは殺しにくいのでやっかいです。
- 便に血液が混じったり、発熱したらすぐに病院に行きましょう。
- 下痢になったら絶食はせずに消化のいいものと水分を摂取しましょう。

下痢の原因

下痢とは柔らかい便が1日数回以上でるような状態のことです。下痢の原因としては「感染症」と「感染症以外の原因」の両方があります。感染症以外の下痢は「非常に辛い物を食べすぎたあと」や「油っこいものを食べすぎたあと」などに起こります。災害ボランティアとして国内で活動している分には大きな問題とならないと思います。やはり、感染症の下痢が災害ボランティアの現場では問題です。

感染症による下痢

■ 食べ物由来

災害ボランティア現場で保存状態が悪い食物を食べることによって下痢を起こすこともあります。できる限り現地に負担をかけないためにもなるべく食料は持参しておいた方がいいでしょう。保存状態の悪い食品を食べる事はやめましょう。

■ 水由来

飲み水からの下痢は災害ボランティアの現場で大きな問題となります。特に池の水や井戸水は災害後に下水とまざって汚染されていることもあります。このような水を飲んだ後に下痢を起こした場合は医療従事者に相談してください。

■ 環境由来

ヒト−ヒト感染しやすい、ノロウイルスやロタウイルスなどは食物や飲料水以外に環境中からでも感染します。嘔吐《おうと》や下痢をしている方が周囲にいた後に同じような症状をきたした場合は、共通の飲食物が原因である以外に環境中からうつった可能性があります。

下痢になったときの対処方法

下痢になったときの対処の基本は、

① 脱水に気を付ける
② 無理して我慢しすぎない
③ 人にうつさない
④勝手に抗生物質を飲まない

の4点です。

①まず、脱水に気を付けるには水分を取ることが第一です。しかし、通常の水道水やミネラルウォーターでは下痢で失われる電解質の補充が不十分です。医療用の経口補水塩もありますが、手っ取り早いところでは、カップラーメンの汁やインスタント味噌汁などを飲むのも緊急時にはいいでしょう。また、消化のいい麺類やバナナなどで食事をとり、できるかぎり、絶食は避けるべきです。

②が、すぐに収まらない下痢、非常に腹痛が強い場合、発熱している場合や血が混じったり真っ黒な下痢の時は医療機関に相談するべきです。単なる下痢だと思っていると思わぬ怖い病気のことがあります。

③人にうつさないことも大事です。下痢、時には嘔吐をしたあとは施設内であれば、決められた手順で掃除をすることが必要です。下痢の排泄物や嘔吐の吐しゃ

物を放置しておくと乾燥し、ちりのように空気中にまき散らされることでさらに多くの人が感染してしまう可能性があります。また、下痢をしているときはできる限り、水での手洗いまたは消毒用アルコールでの手の消毒をしっかりとしましょう。

④クスリはリスクといわれますが、抗生物質ももろ刃の剣です。細菌を殺す抗生物質はノロウイルスなどによるウイルス性の下痢には全く効果がありません。かえって腸内の常在細菌（ふだんから腸の中に住んでいる細菌）を殺してしまうことによってかえって下痢を起こしたり、抗菌薬関連性下痢症と呼ばれるさまざまな下痢を起こしたりします。たとえ、下痢になったときに手元にあるからといって、勝手に自己判断で抗生物質を飲んではいけません。おもわぬトラブルを招くことになります。

下痢にならないための予防方法

下痢をもらわないためには、下痢の原因をもらわないことが、最も大事です。下痢になることで周囲、特に災害現場の医療機関に大きな負担をかけることになります。

■ 変なものを食べない

感染性下痢症を引き起こす、生の牛肉、鶏肉などを現地で食べるのは絶対に避けましょう。保存状態が悪い食べかけの食品などを食べることも避けましょう。

開封されていない缶詰は大丈夫ですが、破損した缶詰などを食べることも避けましょう。

変なものを飲まない

できる限り瓶詰の水や未開封のペットボトルの水などを飲む方が安全です。水道の水は大丈夫ですが、蛇口からの水は時に井戸水のこともあります。飲用に適した井戸水なら良いのですが、できれば避けましょう。どうしても井戸水や川の水を飲むときは必ず3分以上沸騰させてから飲むようにしましょう。これで病原微生物の大半は殺すことができます。しかし、重金属などに汚染されている場合は煮沸《しゃふつ》では除去できませんので注意が必要です。

環境中からもらわない

周囲で下痢や嘔吐の人が多い場合は、特に気をつけて手を洗いましょう。きれいな水が豊富な場合には流水と石鹸で手を洗うのがベストです。きれいな水が不足している場合などは消毒用アルコールでもある程度効果はあります。ノロウイルスは残念ですが、十分に消毒用アルコールで殺しつくすことはできません。まあ、やらないよりはましでしょうが。

最後に

下痢になったときに市販の下痢止めを使用するのも悪くはないのですが、使いすぎは考え物です。下痢は本来、体が、毒のあるものを外に出すための自然の防御反応です。下痢止めを使用するということはその働きを妨害しているわけです。できれば、下痢止めで粘らないで無理をしないで医療機関に相談する勇気も大事です。

4 皮ふのぶつぶつ

Point

- 皮膚にぶつぶつ（皮疹《ひしん》）ができたときは、受診の必要があるか、周囲の人に広がる可能性があるかの判断が必要。
- (1)思い当たる原因の有無
  (2)発疹の様子
  (3)発熱などの症状
  を確認すると判断の助けになる。
- 急いで受診すべき症状を知っておくことも大切。

皮ふのぶつぶつ（皮疹）はさまざまな原因で生じます。皮疹はその原因によって医療機関を受診する必要があるかどうか、またどのような方針で対応していくかが大きく変わります。ここでは3つのチェック項目をあげ、急いで受診すべき状況を示します。

(1) 皮疹の原因として思い当たることはあるか

虫に刺された記憶や何かに触れた記憶があり、そこが腫れたり赤くなっているようであれば、虫刺されやかぶれ（接触皮膚炎）の可能性があります。治療せずに様子をみるか、あるいはかゆみ止めの外用薬で多くは対応できます。かゆみが強いときやひどくただれてしまっているときには受診した方がよいでしょう。

JCOPY 498-07114

何か薬を飲んだあとにその薬剤が原因となって皮疹が生じることがあります（薬疹と呼ばれます）。全身に派手に出ることがしばしばあり、他の病気と区別をつけるのが難しいことや、重症の薬疹になると命にかかわることもあるため、原因と思われる薬剤を持参して受診することが勧められます。

被災地でボランティア活動を行う間は、ふだんとはまったく異なる環境で過ごすことになります。環境の変化をきっかけにアトピー性皮膚炎などの持病が悪化することがしばしばあります。もともとの症状と同様であれば、まずは日頃の治療を継続していくことになりますが、それでは対応できないほど悪化した場合には元の環境に戻って主治医を受診することが望ましいです。被災地の支援は現地に行かなくてはできないことでは決してありません。体調がすぐれない場合は勇気をもって撤退することも大切です。

(2) 皮疹の様子はどうか

皮疹の数と見た目、部位は原因を考える上で重要です。小さなぶつぶつなのか赤くべたっと広がっているのかの違いだけでも話がずいぶん変わってきます。虫刺されや接触皮膚炎であればその場所に少数の皮疹が生じることが多いです。小さな傷から細菌が入り込んで膿が溜まったり（皮下膿瘍）、赤く腫れ上がったり（蜂窩織炎《ほうかしきえん》）するのも、問題となっている部分に起こります。手のひらと足の裏に皮疹（小さな水ぶくれ）があり、口内炎も伴うようなら手足口病《てあしくちびょう》の可能性が高くなります。手足口病には特別な治療はなく、口の痛みが強くなければ、受診せずに様子をみることが可能です。

全身に皮疹があれば、全身性の病気を起こしている可能性があります。薬疹やじんま疹は全身に皮疹が出ることが多いです。とくにじんま疹は盛り上がった赤い皮疹となりとてもかゆいです。軽度ならかゆみ止めの外用薬で対応できますが、かゆみがとても強いときや下記（4）の症状を伴っている場合は早めの受診が必要です。麻疹（はしか）、風疹、水痘《すいとう》（水ぼうそう）、伝染性紅斑（りんご病）などの感染症も全身の発疹をきたします。これらは発熱など皮疹以外の症状を呈していることが多く、（3）で詳しく述べます。

(3) 発熱などの症状があるかないか

発熱の有無は重要です。全身に皮疹があり、発熱や風邪症状（せき、鼻水など）があれば麻疹、風疹、水痘、伝染性紅斑などの可能性があります。他のボランティアスタッフや被災者に感染を広げてしまう可能性があるため、全身の皮疹と発熱があれば、まずは人と接しない部署に移り、早めに医療機関を受診してきちんと診断を受けるようにしましょう。医療機関で適切な感染対策を行えるよう、できるだけ受診前に医療機関に電話で相談することをお勧めします。これまでにこれらの病気にかかったことがあるかどうか、予防接種を受けているかどうか整理しておくとスムーズです。

野外活動から数日～2週間経って全身の皮疹と発熱

JCOPY 498-07114

をきたした場合にはツツガムシ病などダニに刺されたことによる病気も考える必要があります。虫に刺された記憶はある場合とない場合とがあります。一方の腕あるいは足が赤く腫れ上がって熱もある場合は傷から細菌が入り込んで蜂窩織炎を起こした可能性があります。これらの病気には抗菌薬による治療が必要となりますので受診が勧められます。

このように、発疹（なかでもとくに全身の発疹）と発熱がある場合は受診を検討する必要があります。

(4) こんなときは急いで受診する

皮疹に加え以下のような症状がひとつでもある場合は急いで受診する必要があります。救急車を依頼することも含め早めの対応が必要です。

- **呼びかけに答えない、朦朧《もうろう》としている**
- **激しい痛み**
- **息苦しさを訴えている**
- **口の中や目の粘膜が剥《は》がれてきている**

皮ふのぶつぶつ（皮疹）があった際にチェックすべきことをまとめました。ここであげられなかった病気も多くありますので、判断に困った場合は医療機関に相談されることをお勧めします。可能であればまずは電話で相談するとよいでしょう。

5 本当は怖い破傷風

Point

- 土の中にいる破傷風菌《はしょうふうきん》が傷口から感染・増殖し、毒素によって発症します。感染してから症状が起こるまで3日から3週間くらいかかるとされています。
- 特徴的な症状は、「あごのこわばり」で口が開きにくくなります。加えて、「ものを飲み込みにくい」、「けいれん」などがみられ、進行すると呼吸困難などをきたすことがありますので、医療機関への受診と治療が必要です。
- 被災地域で壊された建物を撤去したり、下水などがあふれていた場所で汚泥《おでい》の撤去作業を行う場合は、注意して行う必要があります（表1）。

破傷風菌

破傷風（tetanus）は、破傷風菌（*Clostridium tetani*）による感染症で、ヒト以外にもウマなどにもみられる人獣共通感染症です。破傷風菌は、培養に酸素があると増殖できない嫌気性菌であるとともに、加熱や消毒に耐性な芽胞《がほう》と呼ばれる状態となることもなり、乾燥中でも長期間の生存が可能で、土壌などに広く分布している環境菌です。

破傷風菌は、主要な病原因子として神経毒（テタノ

表 1 ● ボランティア活動での注意

けが防止のため、素肌を露出しない服装（長袖、長ズボン）で行いましょう。
丈夫な手袋、長靴、安全靴などを身につけて、水や土、汚染された廃材などを素手でさわったり、釘《くぎ》などを踏み抜いたりしないよう体を保護しましょう。
ガラスなどのケガや、棘が刺さったりした場合は、いったん作業を中止し、傷ついた場所を清潔な水でよく洗浄し、傷が汚れた環境に直接さらされないように、絆創膏などで保護しましょう。
傷が深い場合や棘《とげ》などが残ってしまった、破傷風を疑う症状がみられた場合は、すぐに医療機関を受診しましょう。
作業が終了したら、石けんと流水でよく手を洗いましょう。手洗い用の水が確保できない場合は、ウェットティッシュなどで汚れを落とし、消毒用アルコールを使用してください。

スパスミン）を産生し、テタノスパスミンはヒトの神経伝達の抑制伝達物質を阻害することから、筋肉のこわばるような強直や痙攣《けいれん》をきたします。

破傷風

破傷風菌は傷口から侵入し、感染してから症状が起こるまでの潜伏期は3日から3週間くらいとされています。破傷風菌の病原因子は神経毒で、菌のみでは傷口が化膿することはなく、外傷部位が明らかでないこともあります。ヒトからヒトへは感染しません。

破傷風は通常、頭頸部《とうけいぶ》の筋のこわばりから始まります。開口障害（口が開けにくくなる）に始まり、痙笑《けいしょう》（引きつるように笑っているように見える）、斜頸《しゃけい》（頸の筋肉のこわばりにより一方向に傾く）がなどの局所的な症状がみられます。次第に全身的な後弓反張《こうきゅうはんちょう》（頚部の筋や背筋、上下肢筋のこわばりにより、全身が弓状に反りかえる）などとなり、小さな音や光などの刺激でも誘発される全身性の痙攣が数分間みられるようになります。呼吸する筋肉が痙攣するようであれば、人工呼吸器による管理が必要となります。通常、意識障害はみられません。一度結合したテタノスパスミンと神経シナプスは離れないため、神経シナプスが新生するまで､場合により数ヶ月にわたり症状が継続します。

破傷風は、海外ではDPT（ジフテリア・百日咳・破傷風）三種混合ワクチンの普及が進み、漸減《ざんげん》傾向にあるものの今なお年間1万人近くが発症し、多くが亡くなっています。特にアフリカ地域では、ワクチン接種率も低く、出産における不衛生な処置に伴う新生児破傷風も多く見られます。我が国では1968年にDPTワクチンが導入されたことにより、報告数は少なくなっていきました。しかしながら、最近20年の報告数は減っておらず、年間100例以上がみられており、5～10%が死亡することも含め、重要な感染症のひとつです。冬よりは夏に多くみられます。

破傷風トキソイドワクチン

破傷風の予防にはテタノスパスミンに対する破傷風トキソイドワクチンが最も有効です。通常、定期接種として、DPT（ジフテリア・百日咳・破傷風）ワクチンを乳幼児に3回、2歳前後に1回、DT（ジフテリア・破傷風）ワクチンを11歳に1回の計5回接種しますので、若年層の多くが抗体を保有しています。1975～1981年生まれの方は、ワクチンの不具合により接種が行われていない可能性があります。

我が国における破傷風は40歳以降、特に50～80歳の中高年の方に多くみられます。これらの年齢層では乳幼児期における破傷風トキソイドワクチンの定期接種が行われていないとともに、破傷風トキソイドワクチンの効果は約10年程度で漸減していくため、中年以降の方で、農業やガーデニングなどで土壌に触れる機会が多い場合、ボランティアなどでがれきの処理や清掃を行う場合は、予め医療機関で破傷風トキソイドワクチンの接種について10年ごとに行うことが望ましいと考えます。なお、創傷処置に伴わない破傷風トキソイドワクチン接種は、他のワクチンと同様に健康保険適応外となること、定期接種以外に破傷風トキソイドワクチンを接種する医療機関は限られていますので、事前に接種可能かについて確認された方がよいかもしれません。

破傷風の治療

事故や創傷など傷口が土壌に触れた可能性がある場合、医療機関では、破傷風の発症予防として、近年の破傷風トキソイドワクチンの接種歴がない場合に、破傷風トキソイドワクチンの接種を行うことがあります。万が一、破傷風を発症した場合には、早期であれば破傷風抗毒素を投与し、長期間にわたる痙攣への対応および集中治療管理が必要となります。

6 その他、注意すべき感染症

Point

- 肌の露出は控える
- 不用意に水や土に触れない
- ボランティア期間終了後の症状出現にも注意

この項目では頻度は多くないですが、知っていれば予防しやすい感染症について説明したいと思います。

ダニによる感染症

現在国内で、ダニに咬まれることにより起こりえる代表的な感染症としては「ツツガムシ病」や「日本紅《にほんこう》斑熱《はんねつ》」、「ライム病」などがあげられます。これらはダニに咬まれることによって生じる病気で、ヒトからヒトへうつる病気ではありません。ダニがヒトを咬むことにより病原体が人間の体の中に入り込み、様々な症状を引き起こします。この病原体を保有しているダニの割合はせいぜい数%ですので、「ダニに咬まれた」=「感染症になる」というわけではないのですが、病原体により発熱・発疹・紅斑などがみられ、全身的な症状を引き起こし、重症になる可能性もあるため、本疾患の予防などに関して理解しておくことが必要です。

ダニによる感染症として、ツツガムシ病は本州全土、日本紅斑熱は関東以西、ライム病は寒冷地・高地な

JCOPY 498-07114

ど、病原体によって多くみられる地域に差があり、また、多く発生する季節も異なります。ダニに咬まれる状況としては、ダニの生息地域で山歩きをした時、廃材の後片付けなどの作業をした時などが考えられています。また、ダニに咬まれることによって生じる感染症ですので、予防のためには、「ダニに咬まれないようにすること」が基本的な予防策になります。したがって、災害時のボランティア活動に当たっては、極力、肌の露出を避けることがその予防につながります。もちろん、肌の露出を避けているつもりであっても、知らない間に襟元《えりもと》などのすき間からダニが入り込むことがあるので、その点は理解しておく必要があります。また、昨今はダニ除けスプレーなども発売されていますので、アレルギーなどがなければ、使用することも1つの予防の手段となりえます。

次にダニに咬まれたことによる感染症の症状ですが、最も わかりやすいのは、「ダニによる刺し口（図1)」が認められることです。ダニに咬まれてから症状が出現するまでは約1週間から2週間程度かかる場合

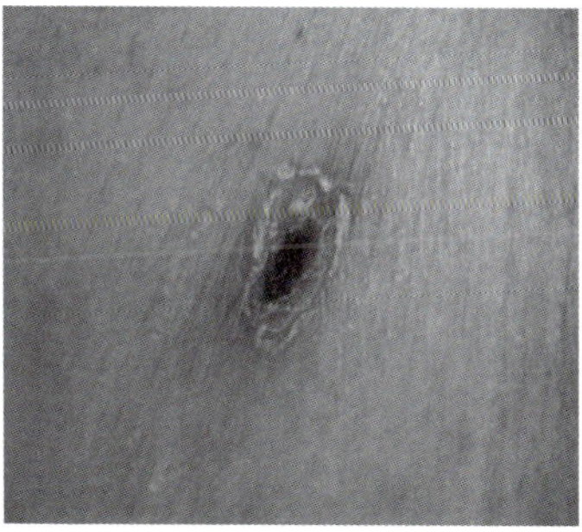

図1
左乳房の下方に生じたダニの刺し口（ツツガムシ病）
中心が黒くなるのが特徴。この時の刺し口の大きさは1.5cm×0.5cmであった。

があり、ボランティアを終えた後に症状を呈することもあるので注意が必要です。刺し口が明らかな場合には、その他に症状が全くなくても一度は医療機関を受診する必要があります。しかしながら、刺し口は自分で見える場所ばかりにあるとは限りません。首の後ろであったり、背中であったり、自分では見えない場所に刺し口がある場合もあります。刺し口以外の症状では、「発熱」、「体がだるい」などがありますが、自覚できる症状でこれといった特徴的な症状があるわけではありません。とくに初期のうちは、風邪などの症状と区別がつかないことがあることから注意が必要です。また、放置しておくと入院が必要なほどに悪化することもある感染症ですので、体調がすぐれない時には、自己判断せず、最寄りの医療機関へ受診することが必要です。

自然環境からの感染症

聞きなれない病気と思いますが、水や土などに触れる事によって起きる感染症に「レプトスピラ症」という病気があります。国内での発生頻度は多くありませんが、ごく簡単な予防法を知ることによって、比較的簡単に避けることができる感染症です。

この病気は、知らず知らずのうちに、レプトスピラという細菌に触れることによって、皮膚から感染してしまう病気です。レプトスピラという細菌は野生動物（ネズミなどの）などが体内に保有しており、その野生動物が排泄する尿の中に含まれています。したがって、レプトスピラを含んでいる尿がしみ込んだ土や水（泥水）に直接接触することによって、感染してしまいます。また、レプトスピラを含んでいる尿で汚れた水や食物を飲食することによっても感染することがあります。ただし、ヒトからヒトへ感染することはありません。現実の問題として、ボランティア活動を行っている地域がレプトスピラに汚染された地域（水系、または、土壌）であるかを知ることは困難ですが、一般的に、大雨などによる水害後のボランティア活動や水辺での活動の際にはレプトスピラ症へ注意することが必要となります。したがって、そのような現場で活動する際には不用意に直接肌を露出した状態で水たまりなどに入らないこと、不用意に直接土壌に触れる作業（ゴム手袋などを着用しないで、素手で作業すること）を行うことを避けることが最大の予防策になります。

感染してから症状が出るまでは、数日から２週間程度の時間差があります。したがって、ボランティア活動を終えた後でも症状が出現することがあるので注意が必要です。その症状としては、発熱・筋肉痛・頭痛などの風邪のような症状であることが多く、医者であってもその診断に困る場合があります。したがって、皆さんのボランテイア活動が、特に水害後の地域であったり、水辺での活動であった場合で、ボランテイア活動を終えて数日後であっても、風邪のような症状が出現した時には、医療機関を受診して、症状のみではなくボランテイア活動の内容（水や土と接触した状況）も伝える必要があります。

7 手の洗い方

Point

- 手洗いは衛生を保ち、感染症の流行を防ぐための基本的で大切な方法。
- 水と石鹸を使った手洗いと消毒用アルコールを使った手の消毒を上手に使いわけよう。
- 「正しい手洗い」は洗い残しやすい場所を知ることから始まる。

日常生活において手を洗う場面はしばしばあります。目で見て手が汚れているときや食事やトイレの前後に手を洗うことが多いと思いますが、これは主に手の汚れを落とすためのものであり、手の表面についた病原体がきちんと落ちたかどうかを厳密に考えながら行われることは少ないのが実際ではないでしょうか。

災害ボランティアにおいては、被災者や他のスタッフなど多くの人と接することになります。また、被災地では密集した生活を余儀なくされていたり、多くの人数が同じものを食べる機会が多くなったりするなど、感染症が一気に広がる危険性が高い状況となります。そのような状況で細菌やウイルスなどの病原体を人から人へ、あるいは食べ物などへ広げないための基本的な手段が手洗いです。

手洗いの前に、自分の手が洗いにくい状態になっていないか確認しておきましょう。爪が伸びていると十分に洗えなくなってしまいます。爪を短く切っておくことは大切です。アクセサリー類もそれによって手が洗いにくくなったり、洗う回数が減ってしまう原因となりえます。結婚指輪や作業上必要な腕時計などを無理にはずす必要はありませんが、それ以外のアクセサリーははずしておくと手洗いの邪魔《じゃま》になることはありません。気温の高い時期であれば半袖にするなど手を洗いやすい服装にしておくのもよいでしょう。

手洗いはいつすればよいのでしょうか。手が汚れたときにはもちろんですが、一見汚れていなくても、食事や食品を扱う作業の前後、トイレの後は確実に手洗いを行いましょう。医療機関では「一処置一手洗い」として、患者さんのケアにあたったらそのたびに手洗いを行っています。被災者への支援活動においても、活動の合間に手洗いをできるだけ行うようにするとよいと思います。手洗いは衛生の基本中の基本です。手洗いするかどうか迷ったら、迷わず手洗いしましょう。

手洗いの基本は流れる水と石鹸による手洗いです。手の汚れのみならず手に付着した病原体を落とすのが目的となれば日常生活における手洗いよりもずっと丁《てい》寧《ねい》に行う必要があります。具体的には以下のように行うとよいでしょう。重要なのは十分な時間をかけて洗うこと、洗い残しやすい部分を意識して洗うことです。

とくに洗い残しやすいとされているのは指先、指の間、親指の周り、手首です。

- **水を流して手を濡らし、石鹸をつけてよく泡立てる。**
- **手のひら、手の甲、指先、指の間、親指の周り、手首を十分にこすってよく洗う。**
- **流水でよくすすぐ。**
- **ペーパータオルなどを用いて手を十分に乾燥させる。タオルやハンカチを用いる場合は共用せず個人用にすることが望ましい。**

石鹸は液体石鹸を使うことが勧められます。固形石鹸は乾燥したり軟化したりして使いにくくなるだけでなく、とくに濡れた状況では細菌などの微生物が増殖してしまうことがあります。

手が肉眼的に汚れていなければ消毒用アルコールで手を消毒することで手洗いに替えることもできます。消毒用アルコールは水を使わずに短時間で手をきれいにできるだけでなく、手に付着した細菌の除去率は水による手洗いよりもむしろ良好であることが知られています。そのため、医療施設では消毒用アルコールを用いて手をきれいにする機会が多くなっています。医療施設以外でも 2009 年の新型インフルエンザ流行をきっかけに目にする機会が増えたことと思います。製剤によって多少使用感が異なりますが、以下のようにして行うとよいでしょう。この場合も、洗い残しやすい部分を意識することが大切です。

- **手のひらに消毒用アルコールを受ける。ゲル状のものであれば 500 円玉大くらいが目安となる。**
- **手のひら、手の甲、指先、指の間、親指の周り、手首をこすりながら乾くまで十分にすりこむ。**

災害後の被災地ではライフラインの回復が遅れて水道が使えない可能性がありますし、作業の内容によってはそもそも水道にアクセスできないこともあります。そのような場合も見た目に手が汚れていなければ消毒用アルコールを用いて手を消毒することができます。手が汚れている場合は少量の水（ペットボトルなど）やウェットティッシュを用いて汚れをできるだけ落とした後に消毒用アルコールを用いることで手をできるだけきれいに保つ工夫が可能です。

手袋を使った作業を行うときも手洗いは大切です。手袋をはずすときに手を汚してしまったり、作業中に手袋に穴があく（あるいはもともとあいている）可能性もあります。したがって、手袋をはずしたら必ず流水またはアルコールで手を洗う癖をつけておきましょう。

不用意に手を汚さないことも大切です。たとえば食品を扱っているときに不用意に顔や髪の毛に触れると手が汚れる機会が増えてしまいます。私たちは意識していなくても何気なくさまざまなところに触れているものです。そのような癖《くせ》を知っておき、大切な作業中には触れないよう意識しましょう。

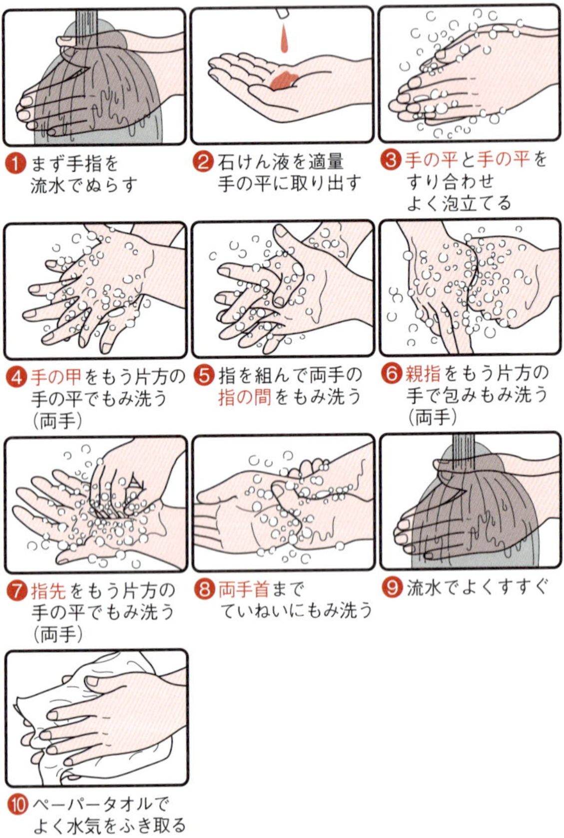

1 まず手指を流水でぬらす
2 石けん液を適量手の平に取り出す
3 手の平と手の平をすり合わせよく泡立てる
4 手の甲をもう片方の手の平でもみ洗う（両手）
5 指を組んで両手の指の間をもみ洗う
6 親指をもう片方の手で包みもみ洗う（両手）
7 指先をもう片方の手の平でもみ洗う（両手）
8 両手首までていねいにもみ洗う
9 流水でよくすすぐ
10 ペーパータオルでよく水気をふき取る

図1 手洗い手順（石鹸液）

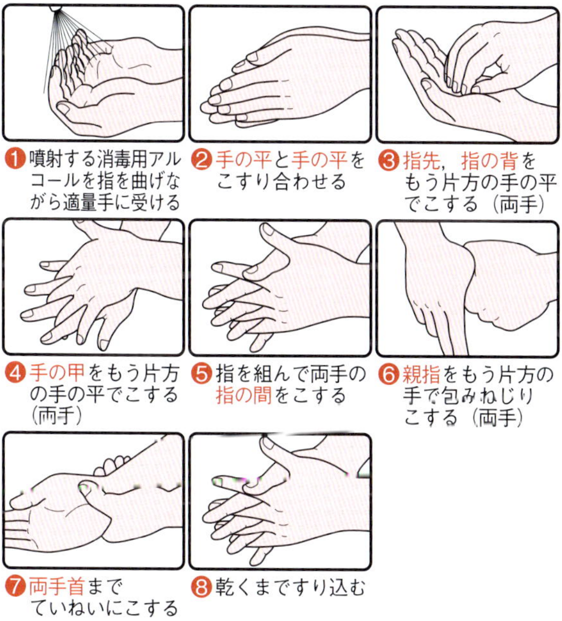
❶噴射する消毒用アルコールを指を曲げながら適量手に受ける
❷手の平と手の平をこすり合わせる
❸指先，指の背をもう片方の手の平でこする（両手）
❹手の甲をもう片方の手の平でこする（両手）
❺指を組んで両手の指の間をこする
❻親指をもう片方の手で包みねじりこする（両手）
❼両手首までていねいにこする
❽乾くまですり込む

図2 手洗い手順（消毒用アルコール）

8 マスクの着け方

Point

- マスクを着ける目的はせきやくしゃみによる感染症の拡大を防ぐこととほこりや粉じんを吸い込むのを防ぐことである。
- ボランティア活動で使用するマスクは不《ふ》織《しょく》布《ふ》マスクと防じんマスクであり、作業の内容やマスクの目的に応じて選択する。
- マスクの正しい着用法を確認し、きちんと着けることが大切。

災害ボランティア活動においてマスクを着用する意味は大きく分けて2つあります。そのひとつはせきやくしゃみによる感染症の広がりを防ぐこと、もうひとつはほこりや粉じんの吸引による気管支や肺の障害を予防することです。さらに人によっては花粉症の悪化を防ぐ必要があるかもしれません。マスクを着用する際には、目的に合ったマスクを選んで適切に着用することが大切です。

災害地でのボランティア活動の際に使用される可能性があるマスクは不織布マスクと防じんマスクです。その使い分けは活動内容によります。どのような作業を行うのか事前に把握し、その目的に合ったマスクを使用するようにしましょう。作業の種類とマスクの選択について表1に示します。

せきやくしゃみによって広がる感染症はその多くを不織布マスクで防ぐことができます。不織布とは繊維を織らずに接着させたり絡みあわせたりしたもので、せきやくしゃみによって生じたしぶき（飛沫《ひまつ》）や花粉程度の大きさの粒子を捕らえることが可能です。一方、径の小さな粉じんに対しては効果を期待できません。不織布マスクを着用する目的はせきやくしゃみによって広がる感染症を防ぐこと、ほこりや花粉などの比較的大きな粒子を吸い込まないようにすることの2点になります。したがって、せきやくしゃみをしている人に近づくとき（1-2m 以内）は不織布マスクの着用が勧められます。ほこりの立ちやすい現場では作業中常に着用してもよいでしょう。一方、自分がせきやくしゃみをしている場合も不織布マスクを着用して周

表1 ● 作業の種類とマスクの選択

作業内容	マスクの種類	特記事項
屋内での活動、生活支援活動、通常の掃除	不織布マスク	
重機やチェ ンソーを用いた作業の周囲での活動	防じんマスク	作業する時間をずらすなどしてできるだけ粉じんを吸い込まないようにする
重機などを用いた解体作業を継続的に行う場合	長時間の作業に適した高性能の防じんマスク	一般的なボランティアは大量の粉じんを吸い込む可能性が高い作業を行わないこと

囲への広がりを防ぐ必要があります。せきやくしゃみの原因が感染症ではないとわかっていてもマスクを着用していれば周囲の人達に安心感を与えることができるでしょう。ただし、体調がすぐれないときは作業そのものを休んだ方がよいかもしれません。

不織布マスクには形で大きく分けてプリーツ型と立体型の２種類が売られています。プリーツ型は蛇腹にたたんであるものを広げて着用するものでサージカルマスクとも呼ばれます。立体型は顔の形状に合わせたデザインとなっているマスクです。通常はより安価なプリーツ型で目的を十分達成できます。花粉症などのためにマスクを顔により密着させて着用したい場合は立体型を使用してもよいかもしれません。最近はさまざまな機能や特徴を売りにしたマスクが市販されていますが、通常はシンプルなマスクで十分に目的は達成できます。

なお、昔から使われてきたガーゼマスクは織り目が不織布マスクより粗いこと、使い捨てでないため汚染された状態で使い続けられやすいことなどを考えると、できるだけ使用を避けたほうが無難です。ただし、不織布マスクが入手できない状況であれば使用してもよいでしょう。

マスクを使用する際には、その着け方にも気を配る必要があります。着け方が誤っていればマスクの性能を十分に生かせません。不織布マスク（プリーツ型）

は、ワイヤの入っている部分が鼻にあたるように着用し、ワイヤを鼻のラインに合わせて曲げ、折り目（プリーツ）を伸ばして顎まで覆うことで顔への密着度を高めることができます。マスク着用の目的を考えると鼻まで覆わなければ着用の意味がありません。原則として使い捨てですので、その日の作業を終了したときや、汚れが目立つときは交換が必要です。その際にはマスク表面に付着した汚染物や有害物質によって自分の手を汚さないよう注意してマスクを外し捨ててください。また、捨てたあとは手洗いを行なってマスクの汚染を周囲に広げないようにしましょう。

重機を用いた解体作業など、大量の粉じんが舞う中で作業を行う際には、不織布マスクではなく、防じんマスクの着用が必要です。防じんマスクは粒子捕集効率と耐久性によって分類されています。粉じんの程度や作業時間などを考慮して適切なマスクを選ぶ必要がありますので、あらかじめ作業内容を確認してマスクを選んでおくことが勧められます。防じんマスクの分類についてここでは詳しく述べませんが、（社）安全衛生マネジメント協会のウェブサイト（http://www.aemk.or.jp/attention.html）などが参考になります。

N95マスクと呼ばれるマスクが医療用に用いられており、防じんマスクと比べ入手しやすいかもしれません。このマスクは医療現場において結核など空気感染する病原体を吸い込むことを防ぐために用いられます。災害ボランティアの現場ではそのような目的で用いられることはまずないと考えられますが，不織布マスクよりも高性能なので防じんマスクが手に入らない場合の代替《だいたい》として使用できることがあります。ただし，N95マスクは耐水性や耐油性が低く，長時間着用を前提とした作りになっていないことに気をつける必要があります。

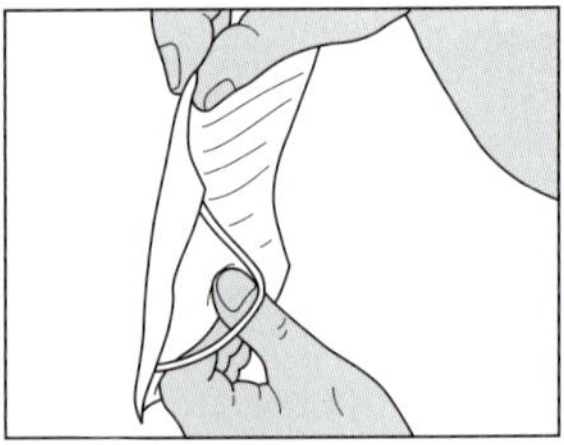

❶ マスクの裏表と上下を確認（金具部分を上）して，マスクを持ちます．

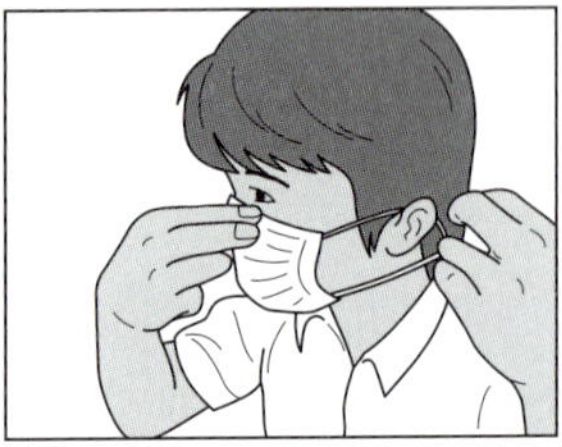

❷ あごの下から鼻までマスクでおおい金具が鼻に当たるように調製しながらゴムひもを耳にかけます．

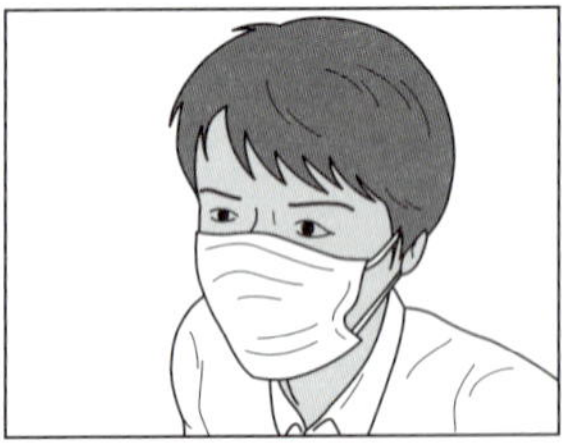

❸ マスクが隙間なくフィットしていることを確認してください．

図1 マスクの着け方

JCOPY 498-07114

防じんマスクやN95マスクは非常に小さな粒子を吸い込まないために用いるものですので顔面に密着させて使用しないと意味がありません。とくに鼻の周囲や顎《あご》の部分で確実に密着させる必要があります。正しい着用法を確認し，必要に応じて指導を受けた上で使用するようにしましょう。

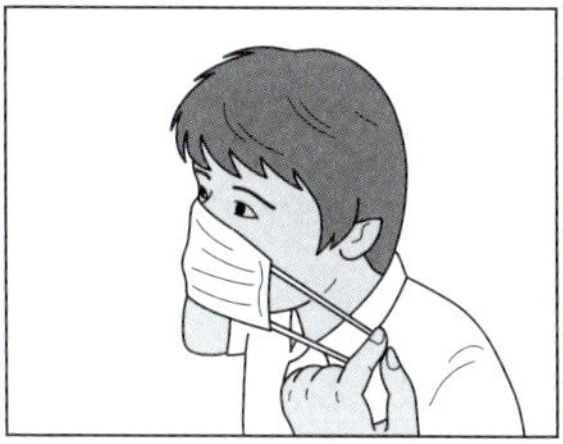

❶ 片耳のゴムひもをはずします．

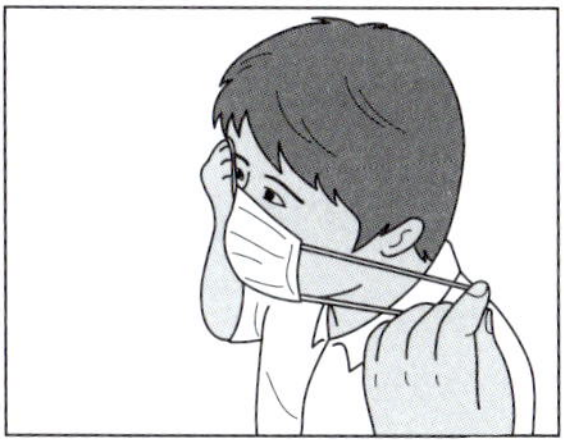

❷ マスクの表面に触れないように反対側のゴムひもをはずします．

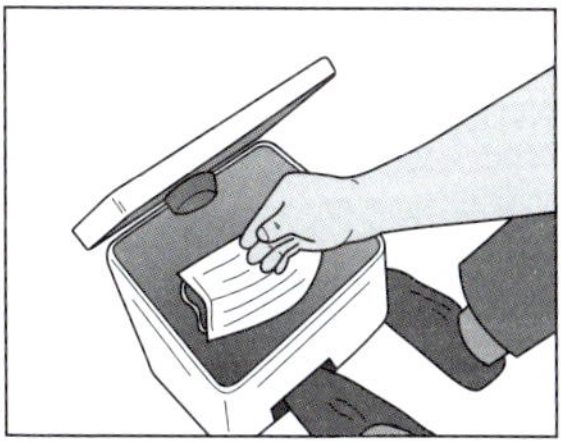

❸ マスクには触れないように注意しながらごみ箱に捨てます．手洗いを忘れずに！

図2 マスクのはずし方

9 抗生物質はいつ飲むのか

Point

- **抗生物質は細菌が病気（感染症）を起こしたときに使うものです。**
- **抗生物質は必要もないのに“念のため”使ってはいけません。**
- **抗生物質は副作用もあります。使用するメリットがあるときのみ使用します。**
- **手持ちの抗生物質を勝手に自己判断で使用するのは危険です。絶対やめましょう。**

人に病気をおこすもの

人に病気を起こす病原微生物（いわゆるばい菌）にはいろいろな種類があります。すなわち細菌、真菌(カビの仲間)、ウイルスや寄生虫などです。日常生活で問題となりやすい病気の多くは細菌か真菌が起こします。

例えば、けがなどに伴う化膿や肺炎や尿路感染症(膀胱炎《ぼうこうえん》や腎盂腎炎《じんうじんえん》といった尿の通り道の病気）などの多くは細菌が引き起こす病気です。一方、インフルエンザなどはまさにインフルエンザウイルスによる病気です。また、感染性腸炎の原因としてよく知られているノロウイルスやロタウイルスもウイルスの仲間です。それ以外ではヘルペスによる熱の花はヘルペスウイルスが起こす病気ですし、帯状疱疹《たいじょうほうしん》や水疱瘡《みずぼうそう》は水《すい》痘帯状疱疹《とうたいじょうほうしん》ウイルスというウイルスが起こす病気です。ここでは抗生物質とは細菌を相手に使う薬としてお話しします。

病気と戦うものたち

感染症にかかった時に病原微生物と戦っているのはまずはもともと体に備わっている免疫《めんえき》の力です。逆に抗生物質が効かない病原微生物に対しては、今でも免疫が戦うたよりです。また、何らかの原因で免疫が落ちている人は病気になりやすくなります。免疫が落ちている場合は特定の食物などによって様々な感染症を起こしやすくなります。それぞれの原因によって対処方法は変わりますので詳しくはかかりつけの先生に普段から聞いておく必要があります。

もう一つの感染症と戦う武器が抗生物質です。昔、抗生物質がなかった時代は戦争における外傷やいろいろな細菌における肺炎との戦いは自分の免疫力しか頼るものはありませんでした。抗生物質は開発されて以来、人類にとって頼りになるパートナーとして医療現場で活躍しています。

抗生物質の働き

世間一般的には抗生物質は細菌に対する薬剤のことを指すことが多いです。抗生物質は決まった相手にしか効果がありません。たとえば細菌を敵として作られている普通の抗生物質はインフルエンザや水疱瘡などウイルスによる病気には全く効果がありません。また、細菌に対しても効果のある抗生物質と細菌の組み合わせが決まっています。例えばマイコプラズマによる肺炎にはよく使われるセフェム系やペニシリン系の抗生物質は効果がありません。

抗生物質を使うとき

抗生物質は細菌感染症を強く疑ったときまたは診断したときに使用します。例えば、細菌による肺炎や尿路感染症が疑われた時には抗生物質を使用します。下痢などの腸の感染症では常に抗生物質を使用するわけではありません。たとえ細菌感染症であっても抗生物質のメリットが少ないためです。重症の細菌感染症の場合は、飲み薬の抗生物質ではなく、より多くの薬剤が投与できる点滴での抗生物質を使用するために時には入院治療が必要となります。

このように抗生物質を使用する際には“感染しているからだの場所”と“感染している細菌”を考慮してかつ、“副作用”のリスクを天秤《てんびん》にかけます。自己判断で「風邪をひいたみたいだから」とあまっている薬を飲み始めるのは“百害あって一利なし”です。

抗生物質を飲んでいるときに気をつけること～抗生物質の副作用～

すべての薬には予期できないものから頻度の高いものまでさまざまな副作用が大なり小なりあります。抗生物質も薬ですのでもちろん副作用があります。一番怖いのは使用直後におこる重症のアレルギーであるアナフィラキシーショックです。これはどのような薬でも起こる副作用で血管が拡張してしまい、血圧が危険なほどに低下する副作用です。抗生物質を内服して気分が悪くなったりしたら、すぐに医療従事者に相談してください。頻度の高い副作用としては皮疹（皮膚のぶつぶつ）というものがあります。“かゆみ”や“ぶつぶつ”“赤み”などが出てきたらすぐに処方してもらった医療機関に相談してください。それ以外には肝臓や腎臓が悪くなるなどの副作用が出る可能性があります。採血しなければわかりにくいですが、薬を飲み始めてから“なんとなく疲れがひどくなってきた”などの症状があってもすぐに相談することが望ましいでしょう。また、抗生物質を飲むことで便が柔らかくなったり、下痢をしたりすることがあります。少し、お腹がゆるくなる程度ならいいのですが、ひどい下痢や熱が出てきたりする場合はすぐに医療機関に相談しましょう。

2 熱中症

Point

・多くの熱《ねっ》中《ちゅう》症《しょう》は、作業環境を注意すること（気温、湿度、水分摂取、服装）によって予防できるものです。

・少しでも体調異常を感じたら、無理をせずに休息をこまめにとってください。

・熱中症は、命にかかわることもあるので軽く考えないでください。

熱中症とはどんなことを指すのか

災害が発生した現場では、屋外や屋内など様々な作業が必要です。それぞれの場所では、高温・多湿の環境下での作業をしなければならないこともあります。このような場合に、つい作業に没頭してしまって自らの体調異常に気付くことが遅れることもあります。汗は流れ落ちる場合だけではなく、大気中に蒸発して汗をかいたことを必ずしも感じられないことがあります。

このような場合には、①体内の水分が減ること、②体内の塩類（生きていくうえで必要な様々な成分）が減ってしまいます。このような状態が長時間続き、特に疲労がたまっていたりすると体調の異常に気付くことなく水分と塩類が体内からどんどんなくなってしま

 JCOPY 498-07114

い、汗をかくこともできずに熱を体の外に出すこともできなくなってしまいます。その結果、頭痛がおこり、痙攣《けいれん》が生じたり、意識がなくなりすることがあります。これが熱中症です。

症状

　熱中症の症状は様々です。また、症状の種類によって熱中症のひどさがある程度判断できます。

表 1 ● 熱中症の症状と重症度分類

分類	症状	重症度
I 度	**めまい・失神** 「立ちくらみ」という状態で、脳への血流が瞬間的に不十分になったことを示し、“熱失神”と呼ぶこともあります。 **筋肉痛・筋肉の硬直** 筋肉の「こむら返し」のことで、その部分の痛みを伴います。発汗に伴う塩分（ナトリウムなど）の欠乏により生じます。これを“熱痙攣”と呼ぶこともあります。 **大量の発汗**	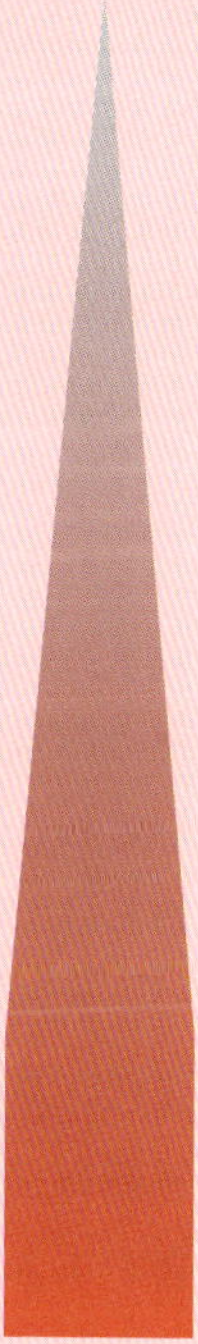
II 度	**頭痛・気分の不快・吐き気・嘔吐《おうと》・倦怠感・虚脱感** 体がぐったりする、力が入らないなどがあり、従来から“熱疲労”“熱疲弊”といわれていた状態です。	
III 度	**意識障害・痙攣・手足の運動障害** 呼びかけや刺激への反応がおかしい、体がガクガクとひきつけがある、真直ぐ走れない・歩けないなど。 **高体温** 体に触ると熱いという感触です。従来から“熱射病”や“重度の日射病”といわれていたものがこれに相当します。	

（熱中症環境保健マニュアルより）

Ⅰ度では、作業を中断して涼しい場所で休息を取り、スポーツドリンクなど塩類を含む水分を飲むことが必要です。水だけをたくさん飲むことは避けてください。症状が改善しない場合には病院などの医療機関へ行くべきです。Ⅱ度やⅢ度では、命にかかわることがありますので、すぐに病院へ行くか、救急車を呼んでください。

予防

熱中症は、気温や湿度が高く、風が吹かない日差しが強い日に起こりやすいといわれています。また、照り返しが強く急に気温が高くなった場合にも注意が必要です。作業に集中して自覚がない場合もありますので、作業者がお互いに無理をしていないかどうか、気をつけ合いましょう。できることならば、作業環境や個人の健康管理ができる人を決めておくとよいでしょう。作業者は、睡眠不足、体調不良、朝食を抜いたりすると熱中症になりやすくなるので、各個人でも体調管理を徹底しましょう。被災地内での作業においては、医療機関も被災している場合や他の患者対応に追われていることもありますので、すぐに対応が必ずしもできるわけではありません。あらかじめ、医療機関をいくつか候補をあげて考えておくことも必要です。

また、高齢者は同じ環境下であっても体力低下による体調異常が発生しやすいこと、小児では照り返しの影響が大人よりも大きいことから、作業に従事している人たちだけでなく、周囲への配慮もしたいものです。

熱中症の発生は、周辺の気象環境に大きく影響を受けるといわれています。その指標として、WBGT（湿球黒球温度：暑さ指数）があり、気温、気流、湿度、輻射熱の4要素から判断できます。通常は、温度計や湿度計などを使用した装置ですが、最近では簡単に測定できる携帯式の装置も販売されています。

表2● 運動に関する指針

気温(参考)	WBGT温度	熱中症予防のための運動指針
35℃以上	31度以上	**運動は原則中止** WBGT 31℃以上では、皮膚温より気温の方が高くなり、体から熱を逃がすことができない。特別の場合以外は運動は中止する。
31～35℃	28～31度	**厳重警戒（激しい運動は中止）** WBGT 28℃以上では、熱中症の危険が高いので、激しい運動や持久力など体温が上昇しやすい運用は避ける。運動する場合には、積極的に休息をとり水分補給を行う。体力の低い人、暑さになれていない人は運動中止。
28～31℃	25～28度	**警戒（積極的に休息）** WBGT 25℃以上では、熱中症の危険が増すので、積極的に休息をとり水分を補給する。激しい運動では、30分おきくらいに休息をとる。
24～28℃	21～25度	**注意（積極的に水分補給）** WBGT 21℃以上では、熱中症による死亡事故が発生する可能性がある。熱中症の兆候に注意するとともに、運動の合間に積極的に水を飲むようにする。
24℃まで	21度まで	**ほぼ安全（適宜水分補給）** WBGT 21℃以下では、通常は熱中症の危険は小さいが、適宜水分の補給は必要である。市民マラソンなどではこの条件でも熱中症が発生するので注意。

（日本体育協会（2006）熱中症予防のための運動指針より）

3 外傷

Point

- けがをしてもすぐに治療を受けられるわけでないことを自覚しておきましょう。
- 第一に、命にかかわる外傷を見逃さない。
- 簡単な止血や骨折処置に対応できるようにしておきましょう。
- 危険な場所には近寄らない、危険な行為をしない、新たな災害に巻き込まれない。

予防

災害現場では、さまざまな状況がいつもと異なっています。いつもは安全な場所が不安定になっていたり、余震やがけ崩れが起きたり、ずいぶん不潔になっていたり予測不可能な状況にあります。そのような場所では、いつけがに見舞われるかもしれません。この「外傷」の項を述べるにあたって、けがをしないことが最も大切であることを強調しておきたいと思います。それは、急を要する外傷であるにもかかわらず、いつものように病院などで手当てをしてもらえるかどうかわかりませんし、救急車がきてくれるとも限らないからです。やはり、災害現場での作業は自己責任で行う覚悟が必要ですから、けがをする可能性が高い行為はしないべきです。つまり、「危険な場所には近寄らない、危険な行為をしない、新たな災害に巻き込まれない」ということです。それは、さまざまな人を災害救援活動以外の新たな仕事に巻き込まないことにもなります。災害現場での活動では、意気揚々として疲労している精神状態ですから、たとえ日頃慎重な行動をとる人でもつい無茶な行動をするものです。周りの人もお互いに疲労しているかどうか仲間に気を配りましょう。

作業内容によっては厚手の手袋、底がしっかりした靴、肘・ひざ当て、ヘルメットなど身を守るものをつける必要もあります。また、けがをした場合にすぐに対応できるようにするために、単独行動はしないことと定期的な連絡をとりあうことも重要です。

命にかかわる外傷

小さな外傷の場合と違って、大きな外傷の場合命にかかわることもあります。本人に自覚がない場合さえあります。さらに、表面のけがに惑わされて、頭、胸、腹の中のような、外から見えない部分の外傷による損傷を見逃してしまうこともあります。そのようなことをできる限り避けるために、次の項目には十分に注意を払ってください。また、大きなけがの可能性がある場合には以下に示します項目を何度も観察してください。時間差をもってあとから症状が出てくる場合もあります。

- 息をしているか？
- 呼吸をしているときに胸がしっかりと動いているか？
- 手足をしっかりと動かすことができるほど元気があるか、または手が冷たくじっとりと湿っていないか？
- 意識がしっかりしているか？
- 大量に出血しているところがあるか、または手足に大きな変形はないか？

という点を観察します。ひとつでも当てはまる場合には重大な外傷が潜んでいる可能性がありますので、すぐに消防署に連絡をしてください。この観察は少し難しいかもしれませんが、大まかな医療上の判断につながる場合がありますので、消防や医療機関に連絡をする場合にはどの項目に異常があるか伝えてください。

簡単な処置

不幸にしてけがをしてしまった場合には、医療機関に行くまでに最低限のことをしなければなりません。作業現場でできることは限られていますが、止血、骨折、洗浄・消毒について、限られた紙面で簡単に説明します。詳しくは、市民向けの救急処置について書かれた書籍をご覧ください。

■**止血**　出血している場所を厚手のきれいな布で根気よく強く抑え続けるとほとんどの場合には止血でき

ますが、勢いよく大量に血液が噴出している場合にはこの方法で止められない場合もあります。このような場合にはやむなく太めの紐《ひも》で出血している部位よりも少し心臓側で縛《しば》ることもありますが、神経やその他の組織を傷つけることにもなるので、安易に行ってはいけません。

■**骨折**　腕や足に変形がある場合には、身の回りにある板状のもの（雑誌を折り曲げて作ってもよい）で挟むようにして、テープやひもを用いて動かないように固定します。これで痛みはずいぶん軽減されます。骨折かどうかが不明の場合でもこのように固定するだけでずいぶん楽になります。

■**洗浄・消毒**　災害現場での環境は劣悪である場合が多いです。したがって、衛生環境も悪い場合が多く、けがによって傷が化膿《かのう》する場合があります。そうならないようにするために、けがをした部分をしっかりとブラシなどを用いて水でこすり洗いすべきです。痛いからと言って怠ると大変な傷口の感染が起きることがあります。詳しくは別章「感染症など: 本当は怖い破傷風」をご覧ください。

そのほか、大きなけがにあったときは災害地で手術や輸血を受ける必要が出てくることもありますから、血液型を書いたものを持っていくようにしましょう。また、けがをしても大変な細菌に侵されないようにするために、予防接種を打ってその証明書を持って行きましょう。

1 なぜ、放射線は怖いのか？

Point

- 放射線とは
- 放射能の単位と被ばく線量の単位
- 自然放射線
- 医療被ばく
- 原発事故による被ばく

放射線という言葉は、医療関係者など業務で利用する人以外には、普段の生活ではあまり出てくる言葉ではありませんでした。しかし、2011年3月の福島第一原子力発電所の事故以来、放射能とか被ばくという言葉を毎日耳にするようになりました。

放射線が怖いというのは、放射線が目に見えないこと、日本人としては広島・長崎の原子爆弾のイメージが強いこと、ベクレル（Bq）やシーベルト（Sv）など知らない言葉が多いこと、ヨード（I）やセシウム（Cs）などが一度体内に入ったら蓄積してしまうのではないかという心配、子供への影響、特に将来がんの危険性が増えるのではないかという心配など、知らないことやわからないことが多いことが、放射線が怖いという気持ちを増幅させている原因だと思います。

放射線は目に見えないものです。しかし、放射線は空気や水や生物の体などにあたったとき、これらを構成している原子から電子をはじき飛ばす作用があり、これを「電離」といいます。物質が電離したことは電気信号として検出できるので、ごく微量でも放射線を測定することができます。

放射線にはいろいろな種類（表1）がありますが、医療でよく利用されるX線やγ《ガンマ》線以外に、α《アルファ》線、β《ベータ》線、中性子線、重粒子線などがあります。放射線の透過力は，放射線の種類によって異なります。α線は物質を透過しにくいため、薄い紙1枚で止められます。β線は少し透過するものの、アルミニウムやプラスチックなど密度の小さい物質で止めることができます。これに対してγ線やX線は透過力が大きく，鉄や鉛のように密度の大きい物質や厚いコンクリートで止める必要があります（図1）。医療従事者が自身の被ばくを

表1● 放射線の種類と特徴

名前	成分	透過力	電離作用
α線	ヘリウム原子核	小	大
β線	電子	中	中
γ線・X線	電磁波	大	小

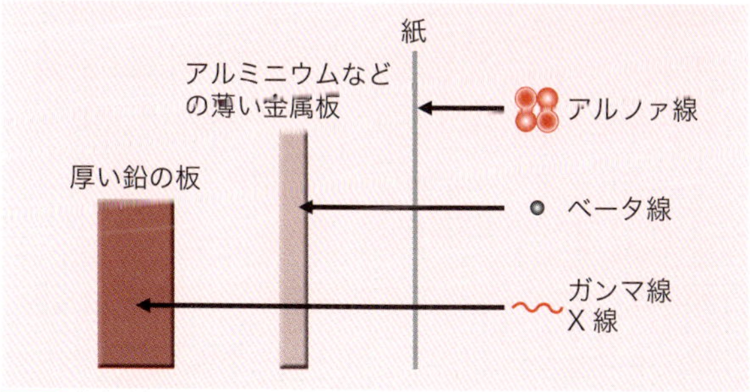

図1 放射線の透過率
（出典：「放射線の影響がわかる本」（財）放射線影響協会）

減らすために鉛入りの防護服プロテクターを使用するのはこのためです。

放射線を放出する能力を放射能といい、放射能をもつ物質を放射性物質（ラジオアイソトープ RI）といいます。放射能の単位はベクレル（Bq）といい、放射性物質が放射線を出す強さを表します。放射性物質から放射線が出る頻度が半分に減少するまでの時間が半減期で、半減期は放射性物質の種類によって異なります。今回の福島原発事故で問題となった放射性ヨウ素131は、半減期が8日程度と短いため、取り込んだ場合でも体内で急速に減少します。これに対して、放射性セシウム（Cs）は、Cs134の半減期が2年、Cs137の半減期が30年と非常に長いので、現時点ではセシウムによる被ばくが問題となっています。

放射線を受けることを「放射線被ばく」あるいは「被ばく」といい、被ばくにより人が受けた放射線の量を「被ばく線量」といいます。被ばく線量としてシーベルト（Sv）という単位が用いられます。放射線が物質にあたるとエネルギーが吸収されますが、その単位を吸収線量グレイ（Gy）といいます。実効線量シーベルト（Sv）は、吸収線量（Gy）に放射線の種類の違いと身体の組織毎の影響の違いを考慮した係数を掛けて求めた線量で、放射線防護に用いられるため「被ばく線量」の単位と呼ばれます（表2）。

地球上の生物はすべて自然界にある放射線（自然放射線）と共存しています（図2）。地球を構成している元素には多くの種類の放射性元素が含まれており、常に地面に含まれる放射性元素が放射線を出し続けています。地面からの1年間の線量は、世界平均で約0.46ミリシーベルト（mSv）、日本の平均では約0.38 mSvとなっています。また、地球には宇宙からのさまざまな放射線（宇宙線）が常に降りそそいでいます。宇宙

表2● 放射線の単位

単位名	記号	特徴
ベクレル 放射能	Bq	放射性物質が放射線を出す強さの単位
グレイ 吸収線量	Gy	放射線が物質にあたって吸収されるエネルギーの単位
シーベルト 実効線量	Sv	吸収線量に放射線の種類と組織毎の影響の違いを考慮して求めた「被ばく線量」

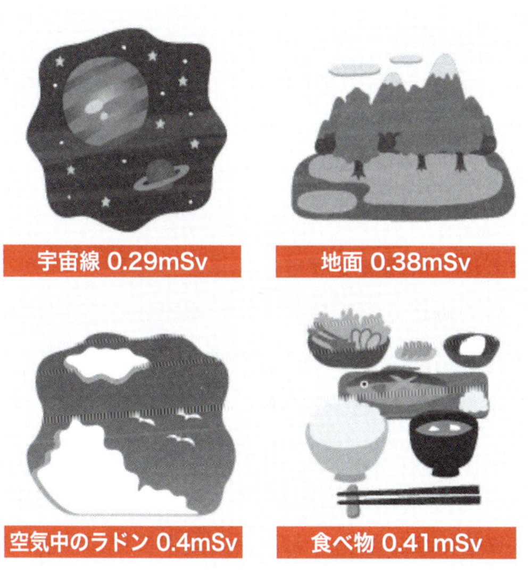

宇宙線 0.29mSv
地面 0.38mSv
空気中のラドン 0.4mSv
食べ物 0.41mSv

図2 日本における自然放射線（年間）

線よる1年間の線量は世界平均で0.38mSv、日本の平均で0.29mSvです。さらに、私たちの身体の中にも食物などを通じて吸収されたいろいろな放射性物質があり、身体の中からも放射線を受けています。主なものはカリウム（K）や炭素（C）、ラドンからできるポロニウム（Po）などです。体内のカリウム（K）などから受ける線量の合計は、世界平均で1年間に約0.24mSv、日本の平均では約0.41mSvです。ラドンは地中や建材などに含まれているラジウムの原子が変化して出てくるもので、空気中に漂っていますが、温泉水などにも含まれています。ラドンによる1年間の線量は、世界平均では1.3mSvですが、木造家屋構造の日本では低く、平均で0.4mSvです。

これ以外に、人工的に作り出した放射線（人工放射線）が広く利用されています。最も知られているのが医療分野での利用で、胸部レントゲンや胃の集団検診、X線CTなどの放射線診断により日本では国民1人当たり平均で年間2.25mSvの線量（医療被ばく）を受けています（図3）。世界平均では0.4mSvですから、日本人は5倍以上受けていることになりますが、診断のための被ばく線量が健康に問題になることは全くありません。医療被ばくは、患者の健康を守るという利益を保証した上での被ばくであり、原発事故に伴う災害による被ばくとは全く意味が異なります（図4）。

今回の福島原発災害では、半減期が8日と短い放射性ヨウ素はほぼ消えており、大気中に放射性物質はほとんどない。それ以降は、3月15日までに放出され、

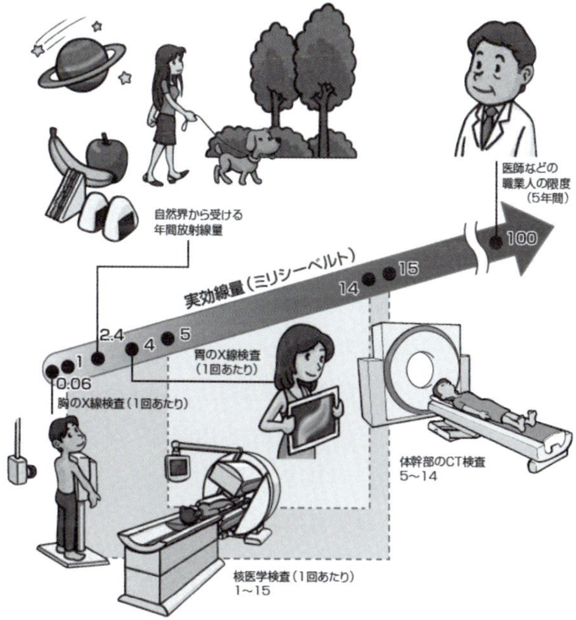

図3 日常生活における放射線の被ばく量
(出典：UNSCEAR 2000 Report)

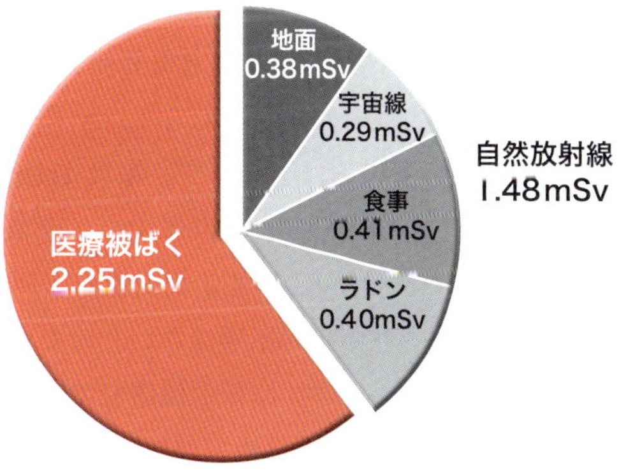

図4 日本人の年間被ばく量（mSv）

雨に溶けて土の表面に蓄積したセシウムからのガンマ線が被ばくの原因になっています。現時点においては、放射性ヨウ素による被ばくの影響は小さく、セシウムによる被ばく管理を確実に実施することが優先されています。セシウムの物理学的な半減期は非常に長いですが、体内に取り込まれたセシウムはカリウムと同じような代謝を受けるため、成人で110日、小児では5歳で30日、1歳では13日で体内から半分出て行きます。これを生物学的半減期といいます。

厚生労働省の食品安全委員会には、従来放射性物質に関する基準値はなかったので、内閣府の原子力安全委員会で検討していた原子力防災指針内に記載されている値を、現在の暫定《ざんてい》規《き》制《せい》値《ち》として用いています。それによれば、セシウム137と134の合計で、暫定規制値は「実効線量5mSv/年」が基準になっています。食品にはいろいろな種類がありますが、暫定規制値では5つに分類されています。その中の「肉・魚・卵」の暫定規制値は、全体の5分の1で「実効線量1mSv/年」となります。牛肉の暫定規制値500Bq/kgぎりぎりの食品をどれくらい食べたら1mSvになるか計算すると、年間150kgになります。毎日411gの牛肉を食べ続けて初めて1mSvになりますが、現実的には不可能な量です。つまり、「暫定規制値を下回る食品を食べている限り健康への影響はない」ので、冷静な対応が求められています。厚生労働省では、不安をさらに払拭《ふっしょく》するため、全食品からの被ばくの上限を、暫定規制値の5分の1になる「実効線量1mSv/年」

とする新しい規制値案の検討を進めています。

現在も毎日モニタリングポストや地上1mの放射線量が測定されており、福島市で1時間あたり0.96μSv程度が報告されています。この値が1年間（8760時間）続いた場合、8.4mSvとなります。平常時が0.046μSvで0.4mSvですから、8mSvが今回の事故で余分に行けた被ばく線量になります。1日16時間が屋内、8時間が屋外で生活し、屋内の場合は屋外の40%の被ばく線量になるとして計算すれば、4.8mSvが原発事故による被ばく線量になります。

一方、ICRP（国際放射線防護委員会）は災害時の公衆の線量管理について、緊急時は年間20～100mSv、緊急事故後の復旧時は年間1～20 mSvとしています。また、残留した放射性残渣によって生じる長期被ばくに関して、年間10mSvを下回る被ばく線量の場合に、これをさらに低減するために実施する行為は、正当化されにくいと勧告しています。このように、現在の被災地域の状況は、通常時に比べれば被ばく線量は高いものの、日常生活に支障をきたすような状況ではないことが理解できると思います。

2 症状

Point

- **身体的影響：急性傷害と晩発障害**
- **遺伝的影響と胎内《たいない》被《ひ》ばく**
- **確定的影響と確率的影響**
- **低線量被ばく**

放射線を受けた場合の人体への影響（表3）は、放射線を受けた人の体に出る「身体的影響」と、その人の子孫への「遺伝的影響」に分けられます。身体的影響は、放射線を受けて数週間以内に症状が出る「急性障害」と、数カ月から数年後になって症状が出てくる「晩発障害」に分けられます。母親の胎内での被ばく（胎

表3● 放射線による影響と障害の分類

影響と障害	障害予防の観点		障害の発症時期		発生する世代	
	確定的影響	確率的影響	急性障害	晩発障害	身体的影響	遺伝的影響
白血球減少						
不妊						
胎児奇形						
皮膚紅斑・脱毛						
白内障						
がん						
子孫の異常		?		?		?

内被ばく）による影響も身体的影響の１つです。広島・長崎の原爆で胎内被ばくした子どもの調査では、排卵後８週〜15 週の間に 100mSv 以上被ばくした場合に、重度の精神発達の遅れの例が認められています。

放射線の影響は、受けた放射線の種類や量、全身に被ばくしたのか、身体の一部に受けたのかによっても異なります。急性障害の例では、全身に一度に 1000mSv（1Sv）程度の放射線を受けると、吐き気がしたり全身の倦怠感が生じます。一度に 4000mSv（1Sv）程度を全身に受けると、半数が死亡します。

晩発障害は、眼に 5000mSv 程度受けると白内障になる人が出てきます。がんも晩発障害の１つで、潜伏期があります。放射線の影響で白血病がとくに注目されるのは、放射線を全身に大量に受けた場合最も早い時期にあらわれる悪性腫瘍だからです。広島・長崎の場合、被ばくから２年経ってから増え始め、５年から 10 年頃に白血病患者がいちばん増えました。

放射線を受けた場合のもう一つの影響が遺伝的影響ですが、精子や卵子の遺伝子が放射線によって変化してそれが子孫に伝えられる可能性があり、動物実験では確かめられています。しかし、人間の場合、広島・長崎の被ばく者の調査をはじめそのほかの調査でも、遺伝への影響は認められていません。

放射線の人体への影響については、「確定的影響」と「確率的影響」という分け方があります。確定的影響というのは、低線量の放射線では影響が現れず、ある線量（しきい値）以上になると影響が出る現象をいいます。確定的影響には、皮膚炎や脱毛、白内障などの障害があり、線量が多くなるにしたがって症状も重くなります。歴史的な障害としては、ウランの放射能を発見したベクレルは、微量のラジウムRaの入ったガラス管をポケットに入れて持ち歩いたところ腹部の皮膚に紅斑ができて、これを聞いたキュリー夫人が同じ試みをしたところ、腕に紅斑（放射線性皮膚炎）ができました。

確率的影響というのは、しきい値はなく、受ける線量が多くなるほど影響の出る確率が高まる現象をいいます。確率的影響には、がん・白血病と遺伝的障害が含まれます。確率的影響のしきい値の有無については諸説ありますが、国際放射線防護委員会(ICRP)では、人が受ける放射線の線量はできるだけ少なくしておく方がより安全であるという立場から、現在のところはしきい値がない、どんなに低い線量でもそれなりの影響があると仮定して、放射線防護の基準を決めています。

広島・長崎におけるような大量かつ急激な被ばくの場合は、修復の難しいDNAの2重鎖切断などが数多く起きますが、低線量被ばくでは2重鎖切断は起こりにくいといわれています。原爆被爆者の調査から、人間では200mSv以下の低い線量では、がんによる死亡者が増加したという明確な結果は出ていません。ブラジルや中国、インドのように自然放射線が日本の何倍も高い地域でも、がんの発生率が高いということはありません。

細胞や生体には、放射線や放射線によって発生する活性酸素によってDNA損傷が生じても、損傷を修復する能力が備わっています。不完全な修復や誤った修復の場合には、突然変異が蓄積しますが、アポトーシスという機能により異常な細胞は自然に吸収されます。さらに、細胞ががん化しても、免疫細胞によりがん細胞が除去されます。このように、人間には発がんの影響に関して、何層ものバリアが備わっています。

30 億年の間、生物は自然放射線の中で暮らしてきました。また、我々の日常生活の中には食物をはじめとするたくさんの発がん要因がありますので、仮に自然放射線程度の放射線に直線仮説に基づくようなリスクがあったとしても、その他にタバコや大量飲酒などの大きな発がん要因のリスクがあるなかで、**自然放射線に近い低線量被ばくのリスクを過度に心配する必要はないと思われます**（表 4）。

表 4● 放射線を浴びた場合と日常生活によるがんのリスク

要因	対象	比較対象	リスクの増え方
喫煙（男性）	現在の喫煙者	非喫煙者	1.6
広島・長崎の被ばく	1000mSv	被ばくなし	1.5
大量飲酒（男性）	エタノール 300-449g	ときどき飲む	1.4
やせ（男性）	BMI 14.0-18.9	BMI 23.0-24.9	1.29
肥満（男性）	BMI 30.0-39.9	BMI 23.0-24.9	1.22
運動不足（男性）	METs 時 25.45/day	METs 時 42.65/day	1.15-1.19
高塩分食事	干物等で1日43g	干物等で1日0.5g	1.11-1.15
野菜不足	1 日 110g	1 日 420g	1.06
広島・長崎の被ばく	100mSv	被ばくなし	1.05
女性の受動喫煙	夫が喫煙者	夫が非喫煙者	1.02-1.03

（国立がん研究センター調べ）

3 予防

Point

- 外部被ばくと内部被ばく。
- 外部被ばくを防護するための3原則（時間・距離・遮蔽《しゃへい》）
- 内部被ばくは防じん・防護マスクを着用することで低減可能
- 職業人（職業として放射線業務に従事する人）と一般人の線量限度

放射線の被ばくには，体外にある放射性物質から放出される放射線を受ける「外部被ばく」と，放射性物質で汚染された物を飲み込んだり，汚染された空気を吸ったりすることによって体内に取り込まれた放射性物質によって放出される放射線を受ける「内部被ばく」があります。

外部被ばくの特徴は次の通りです。

- 透過力が大きいγ《ガンマ》線やX線は，人体の内部組織に影響を与えます。
- 被ばくは放射線に当たっているときだけに限られ，放射性物質から離れれば，被ばくはなくなります。
- 外部被ばく線量は，個人被ばく線量計や放射線測定器によって比較的容易に測定できます。

JCOPY 498-07114

内部被ばくの特徴は次の通りです。

- **透過力が小さいα《アルファ》線やβ《ベータ》線は短い距離で止まり，直ぐ近くの細胞に影響を与えます。**
- **体内に入った放射性物質の多くは，生理作用により特定の臓器に移行して蓄積する性質をもっているため、放射性物質が蓄積した臓器の被ばくが問題になります。例えばヨウ素は甲状腺に，プルトニウムは肺や骨に蓄積してそれぞれの臓器に被ばくを与えます。**
- **内部被ばくは，放射性物質が崩壊することによる物理学的な半減期と、身体の代謝による生物学的な減衰によって減少していきます。**
- **内部被ばくの線量は直接測定できないため，体外からの放射能の強さを測定した結果などから間接的に計算で求めます。**

外部被ばくを防護するには，①放射性物質のそばにいる時間を短くする，②放射性物質から離れる，③放射性物質と身体との間に放射線をさえぎるための遮蔽《しゃへい》物を置く，ことが必要です。これらをまとめて「防護の三原則（遮蔽《しゃへい》・距離・時間）」と言い，これによって外部被ばくを低減できます。

内部被ばくを防護するためには，放射性物質が体内に入ることを防ぐことが必要です。体内に入る経路には，①吸入摂取（呼吸を通しての摂取），②経口摂取（飲食物を通しての摂取），③経皮吸収（皮膚，特に傷口を通しての吸収）があります。この３経路のうち①吸入摂取はあらかじめ防ぐ方法がないため最も重要となります。防じんマスクや防護マスクなどの呼吸保護具を着用して放射性物質の取り込みを低減する方法を用います。

厚生労働省の通達では，汚染のおそれのある場所における除染（＝放射性物質を取り除くこと）作業においては，RS3 または RL3 防じんマスクを使用することとされています。ここで RS3，RL3 とは厚生労働省が定めたマスクの国家検定区分であり，取替え式で 99.9%以上の粉じん捕集効率であることを示しています。このマスクの使用は，法令で定められた放射線管理区域内での除染作業を想定しており，高価です。汚染のおそれのある被災地でのボランティア活動においては，DS2 以上の防じんマスクまたは N95 以上の防護マスクの使用が望ましいでしょう。ここで DS2 とは厚生労働省が定めたマスクの国家検定区分であり，使い捨て式で 95%以上の粉じん捕集効率であることを示しています。N95 とは米国労働安全衛生研究所（NIOSH）が認定した規格であり，DS2 と同等の性能を指します。なお，サージカルマスク（フェイスマスク）は比較的安価ですが，放射性微粒子を捕集する効果は期待できません。

職業人は５年間につき 100mSv を超えず，かつ，どの１年間においても 50mSv を超えてはならないと法令で定められています。一般人は１年間につき１ミリシーベルト以下となっています。職業人と一般人との間に差があるのは，①一般人には乳幼児や子供が含まれているのに対して職業人は成人のみである，②一般人は被ばく管理を行うことが困難であるのに対して職業人は個人被ばく線量計を着用することにより被ばく管理を行うことが容易であるからです。放射線作業者の被ばく（職業被ばく）は、放射線利用に伴う作業という社会的利益のための被ばくである。これに対して、一般公衆は災害による被ばくによって何らの利益ももたらさない被ばくであるので、一般公衆の被ばく線量の限度は年間 1mSv に定められています。ICRP の勧告では、緊急事故後の復旧時は年間 1 ～ 20 m Sv としていますが、被災地域についてもできるだけ早期に 1mSv 以下にもって行くことが求められます。

4 ガイガーカウンターは持っていく？

Point

- ガイガーカウンターは放射線の数は測定できるが強さはわからない
- 被ばく線量の測定には放射線の数と強さを調べることが必要
- ガイガーカウンターでいろいろな場所の放射線の数は比較できる
- ガイガーカウンターで放射性物質による表面の汚染を調べることができる
- ガイガーカウンターを用意するより現地での指示に従って行動することが重要

放射線の量を測定する携帯用の計測器は一般にサーベイメータと総称され、ガイガーカウンター（図5）もその一種です。ガイガーカウンターはガイガーが発明して、その弟子に当たるミューラーが改良を加えた放射線を検出する部品を利用しており、検出器に入ってくる放射線の数を感度よく数える（カウント）ことができるために、専門家の間ではGM計数管と呼ばれています。ガイガーカウンターは安価で非常に簡単に放射線を数えることができるので、多くの現場で利用されています。放射線は、目で見たり、感じたりすることはできませんが、このガイガーカウンターを用いると放射線の数を“ボッ”“ボッ”と言う音で知らせてくれるために、作業をしながらでも放射線の有無を耳で聞くことができます。

「被ばく線量」の単位であるシーベルト（Sv）は、放射線の種類の違いと身体の組織毎の影響の違いを考慮した係数を掛けて求めた線量です。測定した放射線量を、被ばく線量シーベルトとして表すためには放射線の数ばかりでなく、放射線の強さ（エネルギー）がわからなければ、人体に対するダメージを正しく見積もることはできません。放射線の数ガイガーカウンターで簡単に数えることはできますが、その強さを正しく計測するためには特別な装置を必要とします。

　しかし、同じ原因で発生している放射線では、エネルギーなどの性質はほぼ同じと考えられることから、ガイガーカウンターで計測した数を比べることで、正

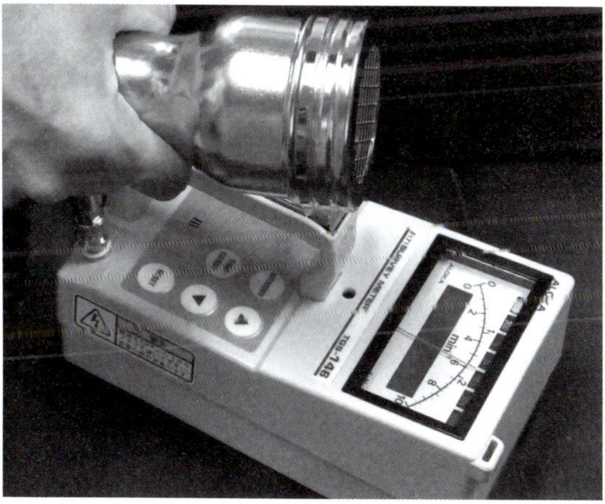

図5 ガイガーカウンター

確な数値はわからなくても、被ばく線量シーベルト(Sv)を比較することができます。例えば、ある場所で計測したガイガーカウンターの値が、他の場所で計測した値の半分であるならば、被ばく線量も半分程度であることが推定できます。また、同じ場所で計測を続けている場合でも、ガイガーカウンターの値が減少傾向にある場合には、状況が改善していると考えることができます。

災害の場合に放射線の発生源として、放射性物質が飛び散っている場合を考えなければなりません。放射性物質からは一定の割合で放射線が放出されています。最初はチリや霧のように細かな状態で空気中を漂っていますが、時間が経つと屋根や地面、木の葉などの表面につもります。このような状態の放射性物質から発生する放射線は弱く、ガイガーカウンターように感度の高い計測器でも表面に近づけなければ計測できません。ガイガーカウンターの値が高いほど表面の放射性物質での汚れがひどいことを示しています。ガイガーカウンターを空中において計測した値（バックグランド）の数10倍から100倍程度の場合には汚れを取ること（除染）を考えなければなりません。放射性物質が飛散する場所で作業を行った場合やそのような場所から荷物を持ち帰った場合には、必ずガイガーカウンターで表面をくまなく計測しておかなければ、放射線のない安全な場所に放射性物質をまき散らすことになるので注意が必要です。

ガイガーカウンターを利用すると、放射線量や放射性物質による表面の汚れなどが簡単に計測でき、便利であることがわかりました。しかし、ここであげた内容のほとんどは放射性物質が関連する災害の最も初期に行われるべき作業に関係するものです。また、ガイガーカウンターのように特殊な計測器は取扱いもそうですが、得られた計測値の考え方が非常に重要となり、誤った計測値の公開は現地での作業を混乱させる原因ともなります。

災害ボランティアとして現地に行く時期には、放射線に対する安全性などの検証はすでに終了していると考えた方がよいでしょう。通常の災害ボランティアとして参加するのであれば、ガイガーカウンターを用意するよりも現地での指示に従って行動することが重要であると思われます。ガイガーカウンターを持って行くことを否定するつもりはありませんが、もし持参するのであれば、専門的な知識をもった人の指示に従って利用することをお薦めします。

5. こころの問題

1 気まずさ、自己嫌悪

Point

- **自分なりの心配りや誠意が、常に相手へうまく伝わるとは限らない。**
- **勝手な思い込みで一喜一憂していても仕方がない、ましてや被災地で。**
- **気まずさや自己嫌悪は、自分だけで抱え込むと煮《に》詰《つ》まってしまう。**

被災地では、さまざまな形で「試練」が待ち受けていることでしょう。そのような試練の中には、感情やコミュニケーションのすれ違いといったものがあります。

たとえば被災者に老人がいて、その人にあなたは親しみを込めたつもりで「おじいちゃん」「おばあちゃん」と呼びかけたとする。テレビの旅番組ならばたちまち打ち解けて心が通じ合うといった展開になりましょう。しかし実際には、他人から気安く「おじいちゃん」「おばあちゃん」と呼ばれるのは嫌だと思っている人だっています。そして、そのように呼ばれたくない！と明言してくれるとは限りません。あなたはまず相手と仲良しになってそれからボランティア活動を始めようと考えていたのに、スタートの時点でつまずいてしまうかもしれない。ぎくしゃくした関係に陥らないとも限らないわけです。

せっかく志《こころざし》を胸に被災地へ駆けつけたのに、ちょっとしたことで「水を差された」ような雰囲気になってしまうことは珍しくありません。そのことで気まずくなったり、腹が立ったり、落ち込んだり、嫌気がさしてしまうことだってあるでしょう。

おしなべて、そんな気分になってしまうときには2つの理由があります。

ひとつは、手助けをする立場のあなたと、手助けをしてもらう相手との間にはすぐに信頼関係が生まれ、それどころか相手は感謝してくれるだろうといった予想——それが予想通りになるとは限らないという事実です。あなたの予想は、むしろ理想や期待でしかないことが珍しくない。

もうひとつ。相手の反応に驚いたり首を傾げるときには「わたしだったらそんなことはしない」「わたしだったらこうするだろう」と自分を基準に予想を立てているからです。しかし相手は心の余裕なんかないし、動揺したり焦《あせ》っている被災者なのです。あなたを基準にしても意味がない。

こうして書いてみれば当たり前のことですが、実際には気まずさや自己嫌悪となってあなたの心に「わだかまる」可能性はあります。いつまでもくよくよ考えていても、考えは煮詰まるばかりです。仲間や先輩に経緯を聞いてもらうことがいいでしょう。何がまずかったかを指摘してもらえるかもしれませんし、「そんなこともあるさ」と言ってもらえるだけでどれだけ心が軽くなることか。謙虚さとタフさがボランティアには必要です。

2 語ることの意味

Point

- **気持がスッキリしないとき、そのことを信頼できる人に聞いてもらうことは予想以上に「癒《いや》し」の効果をもたらします。**
- **悩みを語ること自体に、心の自浄作用があることを知っておきましょう。**

ボランティア活動を通じて、悲惨《ひさん》さにショックを受けたり、不安や当惑《とうわく》で棒立ちになってしまうことだってありましょう。頑張って人の役に立ったという手応《てごた》えと同時に、被災者の苦しみや悲しみを実感して重苦しいものを抱え込まざるを得ない。思い通りに活躍できなかった悔しさや、虚《むな》しさがあなたを気落ちさせるかもしれない。そのような心苦しさは、どのように解消されるのでしょうか。

時間が癒してくれることは事実です。現実生活の忙しさにまぎれて、いつしか「わだかまり」を忘れ去っていくのは、人間の心に備わった一種の安全装置です。でも、なかなか気持が安定しないことだってある。

悩みや苦しみ、「わだかまり」を信頼できる相手に語るという営みは、心を軽くするための重要な手段です。たとえ相手から適切なアドバイスとか解決策を与えられなくとも、語ること自体に癒しの作用があります。なぜでしょうか。

他人に自分の「割り切れない気持」や「スッキリしない気分」を語るためには、まず自分の心の中をそれなりに整理しなければなりません。相手にわかるように順序立てて、具体的に話を組み立て言葉にするといったプロセスが必要となります。すると、そうした作業を通じて、何に対して自分が複雑な気持ちを抱いていたのか——そういった因果関係を直視することになります。わざと曖昧《あいまい》なまま自分自身を誤魔化してきたことがらを、そのままスルーするわけにはいかなくなる。

つまりきちんと語るためには自分に正直に、冷静になることが必要となる。すると、自ずから問題点は明らかになってきます。しかも、「喋《しゃべ》る」という行為はそれ自体にスッキリした気分を催させる要素がある。まるでスポーツをしたあとのように。さらに、自分の口から出た言葉を自分の耳で聞き取ることで、自分を客観視する「きっかけ」となる。

というわけで、悩みを語るという行為は予想以上に効果があり、それはカウンセリングの理論の核心でもあります。もしも被災者があなたに何かを語りたがったら、謙虚に耳を傾けることが重要です。気の利いたことをあなたが言う必要はありません。ただし、相手にいきなり「さあ悩みを語って下さい」と迫っても、相手がそうした気持になっていなければ余計なお世話となってしまうでしょう。

3 気持の高ぶり、うつ

Point

- 被災地の特異な雰囲気に反応して、一過性の高揚感や「うつ」が生じることがある。
- 気持がハイになったときは、そのつもりでなくとも迷惑な人と化している可能性がある。
- 無理をせず、撤退する勇気も必要。

被災地は、平穏な日常とはまったく異なった「緊急事態」に置かれています。緊張感や無力感、絶望感や苛《いら》立《だ》ち、悲しみや呆然《ぼうぜん》、そのような感情の色濃く漂う特異な世界となっています。もしかすると被災者の人たちは一見したところは落ち着いて映るかもしれませんし、穏やかな表情をしているかもしれません。しかしそれはあくまでも表面的なものであり、感情の激しい揺れを心の奥に押さえつけているのです。

そのような場所でボランティア活動に従事していれば、被災者の胸の内は自然に伝わってきます。あなたもまた、多かれ少なかれ被災者の心の揺れを共有することになるでしょう。それは強いストレスを体験することに他なりません。

強いストレスに曝《さら》されると、人は意外な反応を示すことがあります。たとえば、気持が妙に高ぶり、ハイになることがあります。気が大きくなり、変に自信満々になったり、やたらと強気になってみたり、同時に怒りっぽくなったり涙もろくなったりする。すぐに感動したり、人生観が簡単に変わったりする。そういったときは要注意です。客観的に見ると、あなたは軽い躁《そう》状態になっている可能性がある。

軽い躁状態は、たしかにエネルギーに溢れた状態ではありますが、判断力が「当てにならなくなっている」状態であることも心得ておきましょう。むやみに他人や組織に対して批判がましくなり、独善的となり、気が短くなり、思い込みで突っ走りかねない。結果として、自分の努力がかえって周囲に迷惑を掛けることになりかねない。ときにはボランティア仲間と盛り上がり過ぎて、周囲が眉をひそめることにもなりかねない。ハイなときには、ものごとの決断はしないほうがベターです。もしかすると人生の迷いが吹っ切れたような気分になるかもしれませんが、それは被災地から戻って冷静になったときには「間違った考え」である公算が大です。

逆に、心が沈んで重苦しくなり、「うつ」となることも珍しくありません。被災者の絶望感や悲しみから距離を置けなくなってしまっている。ただし「うつ」イコールうつ病とは限りません。むしろ一時的な反応に過ぎないことが多い。軽い躁状態にせよ「うつ」にせよ、それを自覚したなら仲間に自分がどう見えるかを尋ねてみましょう。普段のあなたとは違っていたら、活動はいったん中止して日常に戻り、心を安定させてください。

4 イライラ、不眠

Point

- **ボランティア活動を通して、あるいは疲労の蓄積とともにイライラや不眠が生じてくることがある。**
- **そんなときには、「がんばり」が美徳とはならない。**

ボランティア活動は、決して楽なものではないでしょう。疲れはたまるし、がんばればがんばるほど虚しさに捉えられてしまうかもしれない。現場の声を無視して、見当外れな指示をしてくる行政に腹が立つこともありましょうし、誠実な人々のみならず多くの「心ない人たち」「無責任な人たち」を目にすることにもなりましょう。心身の疲労がたまるにつれ、そして被災地の現実に触れるにつけ、さまざまな不満や怒りが湧いてくるようになるかもしれません。

普段の生活で胸の内に溜め込んできた不条理感が、ボランティアという純粋な行為に託される形でイライラとして立ち上がってくる可能性を指摘しておきたいと思います。それはある程度は仕方がないことかもしれません。気をつけるべきことは、不満や怒りといった感情の多くが今まで自分自身の送ってきた人生に根差しているということです。言い換えれば、自分の心

JCOPY 498-07114

の中の「わだかまり」がボランティア活動をしているうちに濃縮されることがある。そういった意味では、必ずしもあなたの努力がスポーツをしたあとのような「さわやかな気分」をもたらすとは限らない。そこはぜひとも心得ておきましょう。

気分が穏やかでなくなれば、いくら疲れていても精神は緊張したままとなります。不眠といった事態に陥るかもしれません。そして不眠はなおさら心を不安定にさせますが、ならば睡眠薬を飲めばよいといった単純な話にはなりません。薬の効き方には個人差が大きく、ある人には飲んでもほとんど効果がなかったのに、別な人だと翌日の昼になってもまだふらふらになっている、などといったことが珍しくありません。つまり、被災地で「効き目がどんなふうになるかわからない」ような薬を「試しに使ってみる」なんて余裕はないのです。

不眠が続くときには、「うつ」や不安、イライラや気持の高ぶりなどが伴っているものです。被災者に手を差し伸べることも大切ですが、あなた自身が調子を崩してしまっては元も子もありません。それは被災者も望まないことでしょう。応援の方法は、必ずしも現地へ赴《おもむ》くことだけとは限らない。もしもそのような「わかりやすい」行為にこだわっているとしたら、そこにこそあなたの心の弱さが隠されているかもしれない。

自分の気持ちをコントロールできなくなったら、無理を重ねるべきではありません。

5 もともと心の病を抱えていた人へ

Point

- 情熱や使命感だけに駆《か》られても、状態が悪化してしまう危険がある。
- 見切り発車は慎みたい。まずは主治医に相談しよう。
- ボランティアに人生の転機を期待する心情には、むしろ不安定さが窺われるかも。

もしかすると、あなたは神経症や「うつ」で医療機関に通っていたり、休職や休学をしているのかもしれない。しかし報道によって被害の深刻さを知るにつけ、こうしてはいられないと居ても立ってもいられずにボランティアを志したのかもしれない。そのような使命感とともに、停滞していた自分の病状を改善する突破口となるかもしれないといった期待を多少なりとも抱いているのかもしれない。

なるほど、あなたの志は賞賛されるべきです。その切実な思いが、大いに成果をもたらすかもしれない。その真摯《しんし》な思いが、被災者を勇気づけるかもしれない。けれどもそのいっぽう、あなたの心身は被災地で悪化してしまう危険を伴っています。そうなったら、せっかくのボランティア活動であるはずが、かえって周囲の足手まといになってしまうでしょう。ボランティアへ赴《おもむ》くべきかどうかは、まず主治医に相談してみるべきです。もどかしくとも、決して「見切り発車」はすべきでありません。

被災地へ出向くという行為はあなたの人生に多かれ少なかれ転機をもたらす可能性が高いわけです。むしろそこにあなたは期するものがあるかもしれない。でも、結果は行ってみなければわからない。

わたしが主治医だとしたら、患者さんからボランティアで現地へ行きたいがどうかと相談を受けた場合、今はまだ早いと引き留める可能性のほうが高いと思います。が、同時にあなたの志や情熱を知ることで、主治医として嬉しくも感じるでしょう。肝心なことは、ボランティアで被災地へ行くといった「ドラマチックな」振る舞いに何か大きなものを期待するような気持は、往々にして良い結果を生まないということなのです。精神的に追いつめられたあげくに一発大逆転を狙うような心情でボランティアに賭《か》ける、といった態度は社会復帰をむしろ遠ざける種類のものです。

主治医としてしばしば患者さんに求めるものは、地道な態度ないしは姿勢です。気持は勇み立つものの、あえて自分の現状を顧《かえり》みて安全かつ無難な道を選択するといった発想を大切にしていただきたい。それは決して自己中心的でもなければ、消極的でもありません。もし主治医がボランティア活動に賛成してくれずに不満に感じたとしたら、そんなときこそが自分で自分を客観的に眺めてみる良い機会だと思ってください。

6 トラウマのこと

Point

- **トラウマは、圧倒的な無力感に根差している。**
- **ショッキングな体験が即トラウマとなるわけではない。**
- **被災者に安易な慰めの言葉を言うべきではない。**

ボランティアに参加し、被災地に足を踏み入れたとき、そこであなたは人生観を根源的に揺さぶられるかもしれません。悲惨《ひさん》さにショックを受けるかもしれないし、被災者の苦しみに絶句するかもしれない。運命の無情さにやり場のない憤《いきどお》りを覚えるかもしれない。

そのような体験が、あなたにトラウマ（心的外傷）をもたらすことはあるでしょうか。

基本的にトラウマは、自分に対する無力感が大きな要因となります。自分に対する情けなさや悔しさが、ときには不安や恐怖、イライラや「うつ」に結びつく。そのような感情を乗り越えるために、過去を反芻《はんすう》せずにはいられない。するとますます無力感が強まり、マイナス感情が立ち上がってきてしまう。悪循環が生じ、自分でコントロールがつかなくなったときがトラウマということになるのであって、心という繊細なものに取り返しのつかない深い傷ができてしまったというイメージはちょっと実情とは異なります。

JCOPY 498-07114

現地でショックを受けたとしても、あなたなりの懸命な努力はそれに対する癒《いや》しとして機能するでしょう。現実をしっかり見据えることで、無力感は逆に努力の方向づけとして作用します。ショックが即トラウマになるといった話ではないのです。無力感に対するフォローは、あなたの活動そのものにあるわけです。

ところで被災者にとってのトラウマはどうでしょうか。災害は、まさに深刻な無力感を被災者にもたらします。「ああすればよかった」「あんなことさえしなければ」と悔やんだり罪悪感に駆られる要素が次々に脳裏をよぎります。そのような人たちに、表面的な慰めの言葉や気休めを言っても無駄《むだ》です。いや、半端なフォローはますます彼らの自己嫌悪を強めることになるかもしれない。

ではどうすべきか。まずは安心感を覚えてもらうことが第一でしょう。世の中、絶望することも起きれば、支えてくれる人たちが現れてくれることもあるのだ——そのようにプラスの面に思い至れるようになれば、心に余裕も出てきます。あなたは被災者に対して、「気を晴らすための」「勇気づけるための」言葉を無理に発する必要などありません。自分の名前と所属を明かしたうえで、お手伝いできることがあったらおっしゃってくださいと言って控えていれば[1]、あとはあなたの存在自体が安心感をもたらすことでしょう。

1)「災害時のこころのケア　サイコロジカル・ファーストエイド実施の手引き」(医学書院. 2011) が、実践的なマニュアルとしてはお勧めです。

災《さい》害《がい》ボランティア健《けん》康《こう》管《かん》理《り》マニュアル ©

発　行　2012年3月10日　　初版1刷

編集者　岩《いわ》田《た》健《けん》太《た》郎《ろう》
國《くに》島《しま》広《ひろ》之《ゆき》
具《ぐ》　芳《よし》明《あき》
大《おお》路《じ》　剛《ごう》
賀《か》来《く》満《みつ》夫《お》

発行者　株式会社　中外医学社
代表取締役　青木　滋
〒162-0805　東京都新宿区矢来町62
電　話　03-3268-2701(代)
振替口座　00190-1-98814番

印刷・製本/三報社印刷(株)　〈HI・SH〉
ISBN 978-4-498-07114-8　Printed in Japan